最新研究
医学博士が
解きあかす!

ミトコンドリアを鍛えて、
老化スパイラルを脱出せよ

アンチエイジングの仕組み

Anti-aging
mechanism

医学博士
日置正人

扶桑社

はじめに

いつまでも若々しく健康でありたい、すなわちアンチエイジングへの想いは、誰もが抱く欲望ではないでしょうか。

日本の総人口は1億2471万人。そのうち65歳以上の高齢者人口は3627万人で総人口に占める割合は30％に迫り、過去最高になりました（2022年9月15日現在）。日本はいまや超高齢化社会です。

それでも、この頃はお年を聞いてビックリするような、若々しいシニアが増えています。これは、アンチエイジング医学の世界で、日々新しい発見が生まれていることと無縁ではないように思います。

アンチエイジング医学において、いま、最も注目されているのはミトコンドリアです。ミトコンドリアが老化に深くかかわっていることは、いまや厳然たる事実として認知されてきました。ミトコンドリアで発生する活性酸素がミトコンドリア遺伝子や核内遺伝子を傷つけ、それが積み重なることで老化や病気が引き起こされるとする、いわゆる「老化ミトコンドリア原因説」が有力です。いきなり難しい説明になってしまいましたが、詳しくは本文に譲ることにしましょう。

私もまた、美容皮膚科医として診療に携わるなかで、老化の仕組みや予防について深く考え、研究を重ねてきました。

そのなかで、私が開発した「炭酸パック」は多くの実績を上げ、驚くほどのアンチエイジング効果を発揮しています。「炭酸パック」は炭酸ガスの働きに着目した化粧品です（炭酸ガスは、正式には二酸化炭素〈CO2〉ですが、本書ではこう表記することとします）。

いまや、炭酸ガスの効果は健康や美容分野で注目され、ブームにさえなっています。すでにブームを超えて、ある程度定着してきたといえるかもしれません。しかし、「炭酸パック」が製品化した1999年には、炭酸ガスが美容に良いという概念そのものが存在せず、「炭酸パック」の魅力を理解してもらうのが難しい時代で、苦労の連続でした。

そこで、「なぜ、炭酸ガスがこんなにもアンチエイジング効果を発揮するのか」を、説得力を持って伝えるには、そのメカニズムの解明が必要だと考えました。私は、そのために研究を重ね、炭酸ガスと酸素が私たちの体にどのように関わっているのかを解き明かすにいたったのです。そして、そこから着想を得ること20年あまり、老化の仕組みの解明にたどりつきました。ミトコンドリアが、老化にどのように関わっているのかを導き出すことができたのです。

それは、現在広く認知されている「老化ミトコンドリア原因説」に新たな視点を加えた、独自のエイジング理論構築につながりました。

医学の世界では、新しい発見は仮説が生まれてエビデンスが確立するまで、実に長い時間がかかります。なかには臨床の現場では効果が確認されていても、医学的なエビデンスが確立されないものもあります。

ことアンチエイジングの研究においては、動物実験にさえ20年近い観察が必要になりますし、人で長寿が実証されたエビデンスはほとんどないのです。この先何年もエビデンスが確立されるのを待っていたら、いまを生きる私たちの長寿は叶えることはできません。それは大変もったいないことです。

そこで、私の仮説を含めてエイジングの仕組みを整理したいと考えました。エビデンスを待つ仮説であっても、臨床で効果があるアンチエイジングの情報は積極的に伝えたいと思い、本書を執筆することにしました。

本書では、私の仮説である新たなエイジングスパイラルという老化理論を紹介します。この理論で、老化とともに増加する癌やアルツハイマー病までを説明できることは注目に値すると思っています。ここから、アンチエイジングのためのまったく新しい世界が見えてくるはずです。

後半では、この理論に基づいて導き出された、アンチエイジングのための食事やサプリメント、運動を紹介していますので、実践書としても活用していただけるのではないでしょうか。

本書を手にしてくださった皆さん、ぜひ、じっくりとお読みいただき、アンチエイジングへの第一歩を踏み出してみてください。

２０２３年４月

医学博士　日置 正人

最新研究　医学博士が解きあかす！　アンチエイジングの仕組み　目次

三章　ミトコンドリア老化説その2、エイジングスパイラル理論

企画協力　物語と漫画と合同会社
編集協力　大和田 敏子
ブックデザイン　bookwall
DTP　初雪デザイン
校閲　小川 純子
医療専門校閲家・輝

序章

アンチエイジングとモグラたたき

エイジング（老化）と、老化とともに増える疾患の関係は「モグラたたき」をイメージすると、とても分かりやすく理解できます。

老化とともに増えるさまざまな疾患を持ったモグラが、老化の台の上に乗っていると想像してください。疾患のモグラはそれぞれ身長が異なっていて、身長は伸びたり縮んだりします。

一方、モグラが乗っている老化の台は、時間とともにゆっくりと上昇していきます。モグラの頭上にはモグラの穴が見えます。そこからモグラの頭が出れば疾患が表面に現れます。

癌のモグラであれば、穴から頭を出した時点で、臨床的に癌と診断されるということです。穴から頭を出していない状況では、病気ではない未病という状態、つまり、癌細胞はまだ芽生えていないのです。

老化の台が止まっていれば、モグラはいつまでたっても穴から頭を出さずに済み、いつまでも「元気で病気知らず」なのです。

しかし、残念ながら、現実にはそういきません。老化の台の上昇速度には、かなり個人差がありますが、それでも確実に上昇していくのです。老化の台が速く上昇すればするほど、あるいは疾患を持ったモグラの身長が高いほど、モグラは早く穴から頭を出すことになります。

モグラが穴から頭を出す時期を決定する要因は、モグラの身長と老化の台の上昇速度の二つです。もしも、この二つをコントロールできるのであれば、アンチエイジングも可能であり、さまざまな疾患も出現することはありません。

癌、認知症なども同じ原因がベースにある

すべての疾患のモグラが老化の台に乗っているわけではありません。乗っているのは、老化に伴って増える疾患のモグラです。

小児癌もありますが、癌は年を取ってから出現することが圧倒的に多く、いまや70歳を超える方の二人に一人が癌になるといわれるほどです。癌は、まさしく老人病の一面を持っています。認知症の原因疾患の一つであるアルツハイマー病も、老年期になって出現することが多い疾患です。このように老年期になって出現してくる疾患はすべて、老化の台に乗っていると考えられます。同じ原因がベースにあるのです。

穴から頭を出したモグラを、穴の中に引っ込める方法は二つしかありません。一つはモグラたたきのハンマーで疾患のモグラをたたくこと、もうひとつは老化の台を下げることです。頭を出したモグラをたたくのが現代医療です。老化の台の上昇をできる限りゆっくりさせるのがアンチエイジングです。（図1）

現代医療は、これまで穴から出たモグラの頭をたたくことで、ある程度成果を上げてきました。さまざまな疾患モグラが、現代医療のおかげで穴の中へと姿を引っ込めることができました。

しかし、老化の台に乗っている疾患モグラは、一筋縄にはいきません。なにしろ老化の台が常に上昇しているからです。せっかくたたいて穴の中へと引っ込んだ疾患モグラも、再びすぐに頭を出してしまうのです。これが本当のモグラたたきです。老化の台に乗って

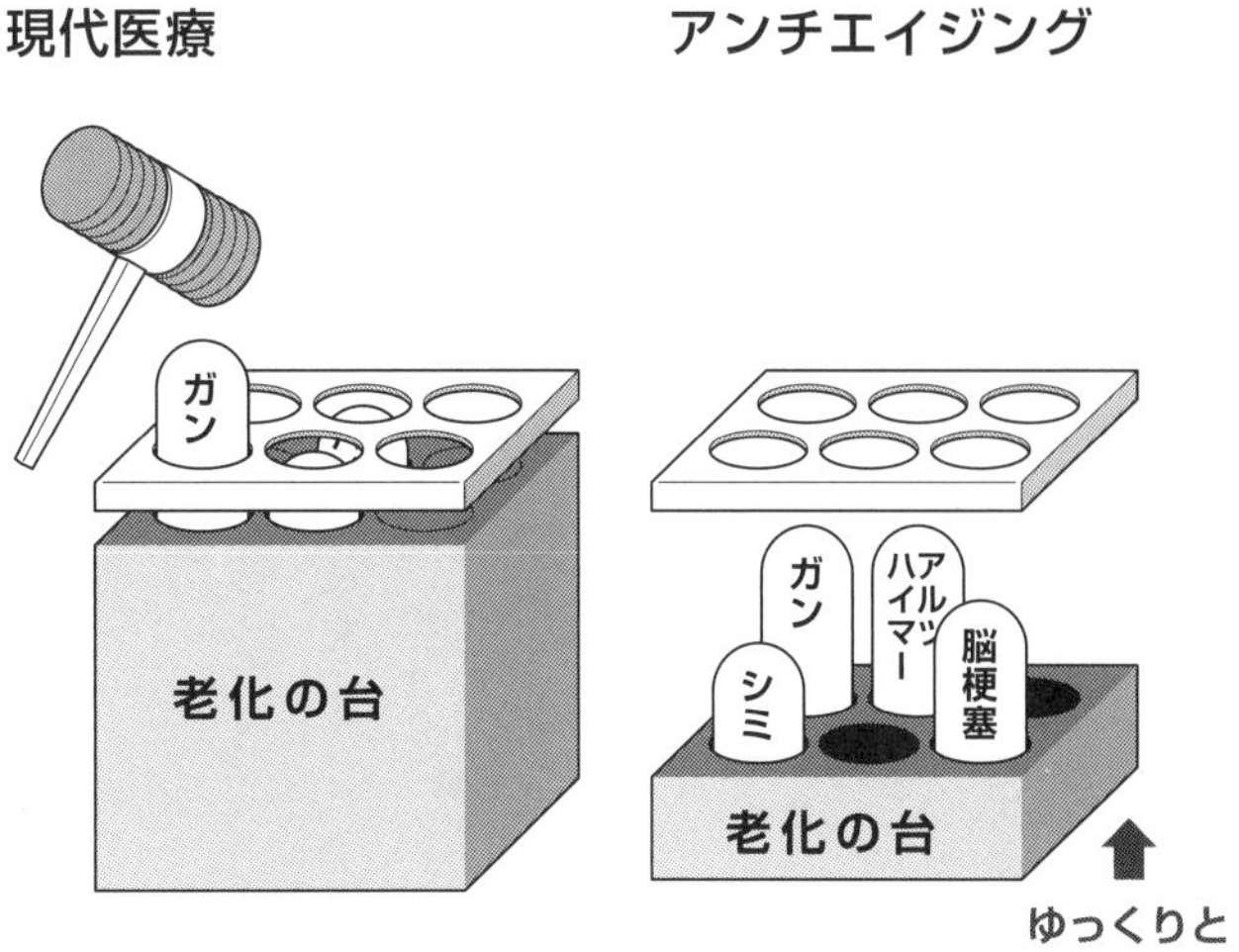

図1

いる疾患に対する現代医療は、次から次に頭を出す本当のモグラたたきになってしまう宿命にあるといっても過言ではありません。

ですから、疾患を抑えるためには、モグラたたきの老化の台の上昇を止めなくてはなりません。たとえ止めることができなくても、できる限り上昇の速度を遅くすることが大切です。そのためには老化の台の正体を暴かなければなりません。

老化の台の上昇速度を速める共通の原因は細胞の活動の低下、機能の低下だ

老化の台の上に乗っている疾患モグラに共通した原因を見つけるには、焦点を絞ることが近道です。私は美容皮膚科医なので、老化の台の正体を探るための手がかりとなるのは、年齢とともに増えてくるお肌の悩みでした。

くすみやしみ、たるみやしわ、あるいは乾燥や毛穴が開いてしまうといった皮膚のトラブルは、年齢とともに増加してきます。これらの症状も老化の台の上に乗っていると考えられます。

もちろん、これらの症状は単一の原因で語られるほど単純ではありませんが、老化の台の上に乗っている限り共通した原因があるはずです。

皮膚の構造を見てみると、表皮とその下にある真皮層に分けられます。表皮は皮膚の上から角質層、顆粒層、有棘層、基底層の4つの層にわかれており、基底層で生まれた肌細胞は新陳代謝に伴いおおよそ2週間で角質層に達し、さらに2週間ほどで垢となってはがれ落ちます。

また、基底層の下にある真皮には、血管やリンパ管、神経などが張り巡らされており、表皮に栄養や酸素を送り、老廃物を除去したりする働きがあるほか、肌のハリを作るコラーゲンやエラスチンを作る線維芽細胞があります。

さて、シミやくすみはどのようにしてできてしまうのでしょうか。

シミの本体であるメラニン色素はメラニン細胞で作られます。メラニン細胞は、表皮の最下層である基底層に点在しています。ここで作られたメラニン色素は、表皮の肌細胞に渡され肌細胞の分裂に伴って表皮上部へと押し上げられます。メラニン色素は通常なら28日間のターンオーバーによって角質細胞とともにはがれ落ちるのですが、もし、この皮膚細胞の分裂速度が遅くなれば、メラニン色素は40日、50日と留まることになります。わずか0・1～0・3㎜の薄い表皮内に、2倍近くのメラニン色素や老廃物が蓄積してしまうのです。これがくすみです。

分裂速度が遅くなるのですから、表皮内は渋滞が起こっているようなものです。メラニン細胞で作られたメラニン色素が、皮膚細胞に引き渡されずに真皮層に落ち込んでしまうとシミが形成されます。

一方、真皮層では、線維芽細胞がコラーゲンを作って皮膚に弾力を与えています。線維芽細胞の活力が衰えると、コラーゲンを大量に作ることはできなくなり、皮膚の弾力は衰え、たるみやしわが形成されます。

老化によって増えてくる皮膚のトラブル、つまり、モグラたたきの老化の台に乗っている疾患の共通した原因がおぼろげながら見えてきました。

私の出した結論はとても単純でした。老化に伴って増える皮膚トラブルの共通した原因は、細胞の活動の低下であり機能の低下である。すなわち、老化の台の上昇速度を速める共通の原因は、細胞の活動の低下、機能の低下だということです。

細胞の活動の低下、機能の低下はミトコンドリアの減少によって引き起こされる

それでは、活動機能の低下をもたらす原因は何でしょうか。これなら何となく想像できそうです。生命活動を行うとき、つまり細胞が何かを作るとき、必ずＡＴＰというエネルギーが必要になります。ですから、活動を高め、機能を高めるためには、「エネルギーの増加」が必要でしょう。それなら、活動機能の低下は、「エネルギーの減少」ではないか

と何となく想像できます。

私たちの細胞は、ミトコンドリアで酸素を使って大きなエネルギーを作ります。ミトコンドリアに何らかの異常が生じ、エネルギー生産が減少するのではないか、そして、老化の台の上昇は、ミトコンドリアによるエネルギー生産の減少によって引き起こされるのではないか、ここまでは医者として私にもすぐに連想することができました。そして、連想を決定づけ、さらに進展させたのが「炭酸パック」という化粧品だったのです。

私はアンチエイジングを研究するなかで、「炭酸パック」という究極のアンチエイジング化粧品を開発してきました。「炭酸パック」とは、炭酸ガスを粘性組成物（ジェル）に封じ込めてお肌に塗布するタイプの化粧品ですが、有効成分は炭酸ガスという気体です。塗布部分の血流が改善されるために、1回の塗布でも肌つやが良くなると、高く評価されています。

これが、炭酸ガスを主成分にした炭酸化粧品という、新たなカテゴリーとして認知されるにいたったのは、皮膚の外側から塗布することで、塗布したところの皮膚にエネルギーを作り出すことができるからです。実は、「炭酸パック」は、もともと皮膚疾患の治療に有効と考えて開発したのですが、痩身、美白、しわなどアンチエイジング全般に効果を発揮し、化粧品として世に出すことができたのです。

「この著しい効果は、どのようなメカニズムによって起こっているのだろう。はたして、一般によく知られた血流促進によるものだけなのだろうか？」

追究していくうちにたどり着いた答えが、炭酸ガスと私たちの体の仕組みとの関係でした。炭酸ガスは、ミトコンドリアでエネルギーを作るときに必要不可欠な成分だったのです。炭酸ガスがなければ、私たちはエネルギーを作り出すことも、生命をつなぐこともできないのです。

この事実は、それまでにすでに分かっていたことかもしれませんが、私にとっては、老化の仕組みを解き明かす鍵となったのです。

ミトコンドリアこそがモグラたたきの台の上昇を止めることができる？

先ほどお話ししたように、頭を出した疾患モグラをたたいて穴の中へと頭を引っ込めることが現代医療であり、老化の台の上昇速度をゆっくりとすることがアンチエイジングです。

それでは、現実的に、老化の台の上昇速度をゆっくりとすることが可能なのでしょうか。結論からいえば可能であり、それを可能にするのがミトコンドリアなのです。

21世紀になってミトコンドリアの研究が飛躍的に進み、ミトコンドリアこそが生命の進化の中心であり、アンチエイジングの主役であることが、いままさに解き明かされようとしています。

しかし、「私たちはどうすれば長寿が得られるのか」ということに関する知見は、まだそんなに多くはありません。ただ少ない知見のなかでも、カロリー制限、低インスリン、適度な運動は、長寿を得るための概ね共通した見解です。おそらく、これらは長寿を得るために最低限必要な条件といえるのでしょう。

私は以前から、このカロリー制限や適度な有酸素運動がミトコンドリアの機能を高め、数を増やす、つまり、ミトコンドリアを鍛えることに大きくかかわっていることを強調してきました。ミトコンドリアこそが、老化の台の上昇速度を遅らせることができるのです。

さらに、低インスリンは、カロリー制限の結果起こる現象といえます。そう考えると、長寿が得られることが判明しているすべての見解は、ミトコンドリアにつながっているのです。

鳥、マグロ、心臓はミトコンドリアの優等生

渡り鳥が何千キロも飛び続けることができるのも、鳥は他の脊椎動物に比べてミトコンドリアが多いからです。

空を飛ぶためには、とても大きなエネルギーが必要です。その大きなエネルギーを生み出すためには、解糖や発酵のようなエネルギー生産法では追いつきません。ミトコンドリアを使ってエネルギーを生産することが不可欠なのです。後ほど詳しくお話ししますが、ミトコンドリアは、解糖や発酵に比べて、著しく大きなエネルギーを生み出すことができるからです。

また、鳥は同じ大きさの動物の中では、際立って長寿な動物です。同じくらいの大きさのオウムとネコを比べてみると、平均寿命には4～5倍以上の違いがあるのです。

マグロが24時間大海を泳ぎ続けることができるのも、筋肉細胞にミトコンドリアが豊富にあるからです。マグロのような赤身の魚の赤い色は、ミトコンドリアに酸素を送り込むためのミオグロビンという酸素の貯蔵庫の色なのです。

ところで、ミトコンドリアが発達しているのは、鳥やマグロだけではありません。私たち人間にも、鳥やマグロに負けないくらいミトコンドリアの発達している部位がありま す。

それは心臓です。心臓が休むことなく一生ダイナミックに動き続けることができるのも、ミトコンドリアが心筋細胞に豊富にあるからです。心臓を養う血管が詰まらなければ、120年間は、ゆうに動き続けることができるといわれるほどです。逆に、心臓よりもはるかにミトコンドリアが少ない手脚の筋肉を、ダイナミックに一生動かし続けるなんてことは、絶対に不可能なのです。

ミトコンドリアは、生命の起源、進化、維持に欠かせない存在です。ミトコンドリアを上手く使いこなす生命体こそが、元気で繁栄を極めるといっても過言ではありません。

一章

ミトコンドリアと
これまでのミトコンドリア老化説

私たちの体のエネルギー生産の仕組み

ミトコンドリアの最大の役割はエネルギー生産

さて、いったいミトコンドリアとは何者なのでしょうか。高校の生物で習った程度のことしか覚えていない人でもわかるように、簡単にお話しします。ここでは、本書で紹介する、私の老化理論であるエイジングスパイラル理論を理解していただけるように、整理してまとめていますので、ある意味、私の独自な解釈も含まれています。現在わかっているミトコンドリアの仕組みや働きの中から、ほんの一部に焦点を絞った説明となっています。

私たちの体を作っている最小単位の細胞の中には、核やゴルジ体、小胞体などのほかに、ミトコンドリアという小器官があります。一つの細胞の中には約1000～3000個程度のミトコンドリアがあるといわれています。私たちの体は約60兆個の細胞でできているので、私たちの体の中には、軽く見積もっても、兆の上の単位である京の数ほど存在することになります。ミトコンドリアの総量は体重の10％を占めるともいわれているのです。

その最も大きな役割は、生命活動を行うためのエネルギーを生産することです。個々の細胞ごとにエネルギーを生産し、生産した細胞で消費する地産地消のシステムです。エネルギーは蓄えることができないため、生産したエネルギーはすべて使い切らなければなりません。そのエネルギーを使って、それぞれの細胞の役割を果たすべく仕事をし、余ったエネルギーは熱に変換され、体温を形成するのに費やされます。

エネルギーが枯渇してしまうと細胞は死滅してしまうわけですから、エネルギーは作り続けなければなりません。たくさんのミトコンドリアが働いて、エネルギーが途絶えることのないようにしているのです。

エネルギーを作る二つのシステム

細胞の中のミトコンドリアがエネルギーを生産するとお話ししましたが、実は、ヒトにはエネルギーを作るシステムが二つあります。細胞質で行う解糖系とミトコンドリアで行う呼吸系です。この二つは完全に独立しているわけでなく、解糖系の延長線上に呼吸系があります。

解糖系は酸素を使わない状態で行われ、非常に速くエネルギーを作ることができますが、小さなエネルギーしか作ることができません。

これに対し、呼吸系は解糖系に比べて約100倍の時間がかかりますが、非常に大きなエネルギーを作ることができます。

それでは、ブドウ糖（グルコース）から、どのようにエネルギーが作られるのかを見ていきましょう。図2をご覧いただくとわかりやすいと思います。ブドウ糖が細胞質の中に入ると、ブドウ糖を分解する過程でエネルギーを作る解糖系が働きます。1つのブドウ糖は解糖によって2つのピルビン酸に分解され、その間に2つのATP（※1）というエネルギーが作られます。ピルビン酸は酸素がない場合は乳酸になり、酸素が豊富にある場合

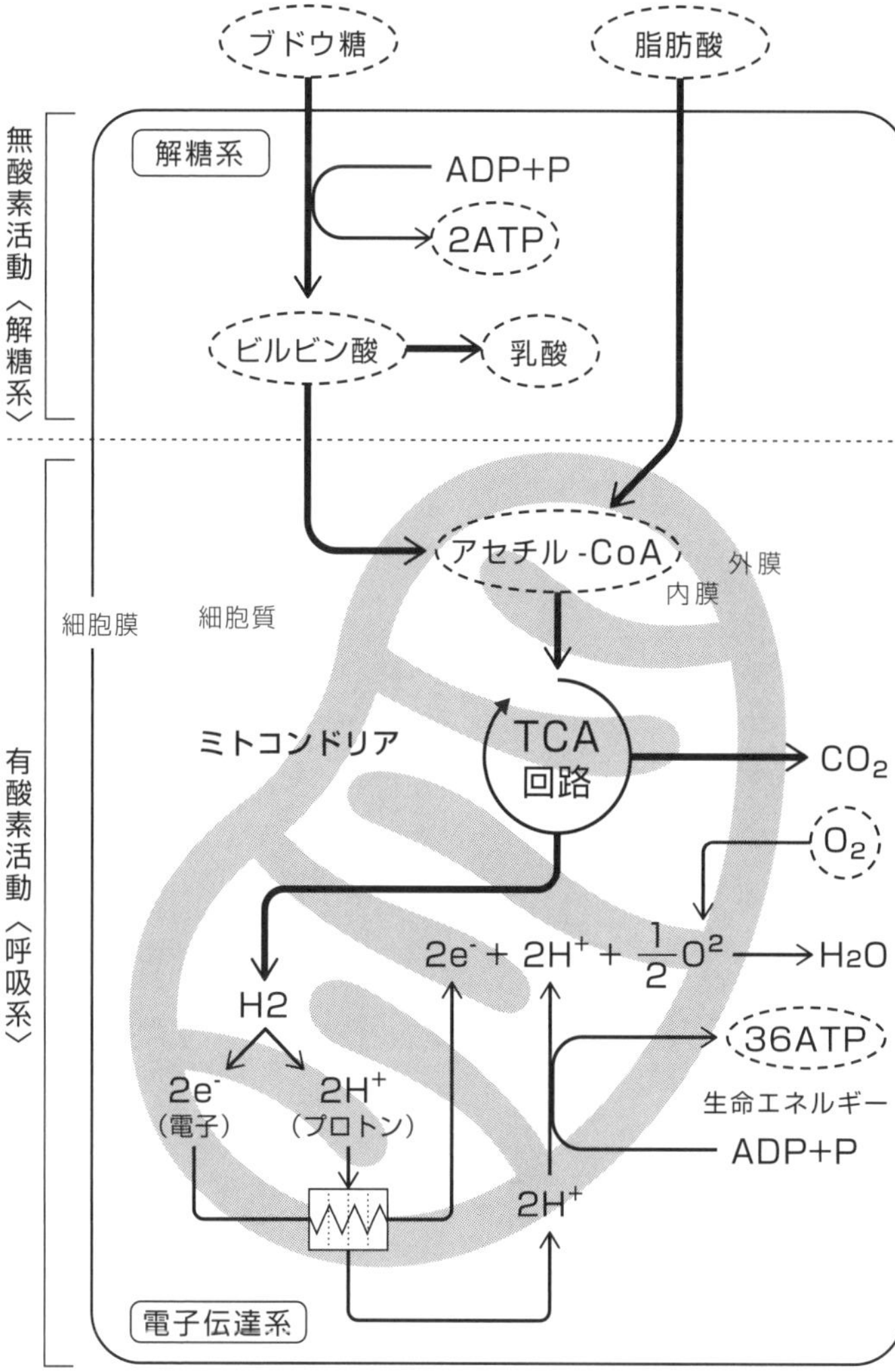
ブドウ糖
脂肪酸
無酸素活動〈解糖系〉
解糖系
ADP+P
2ATP
ピルビン酸
乳酸
有酸素活動〈呼吸系〉
細胞膜
細胞質
アセチル-CoA
外膜
内膜
ミトコンドリア
TCA回路
CO_2
O_2
$2e^- + 2H^+ + \frac{1}{2}O^2 \rightarrow H_2O$
H2
2e-（電子）
2H+（プロトン）
36ATP
生命エネルギー
ADP+P
2H+
電子伝達系

図2

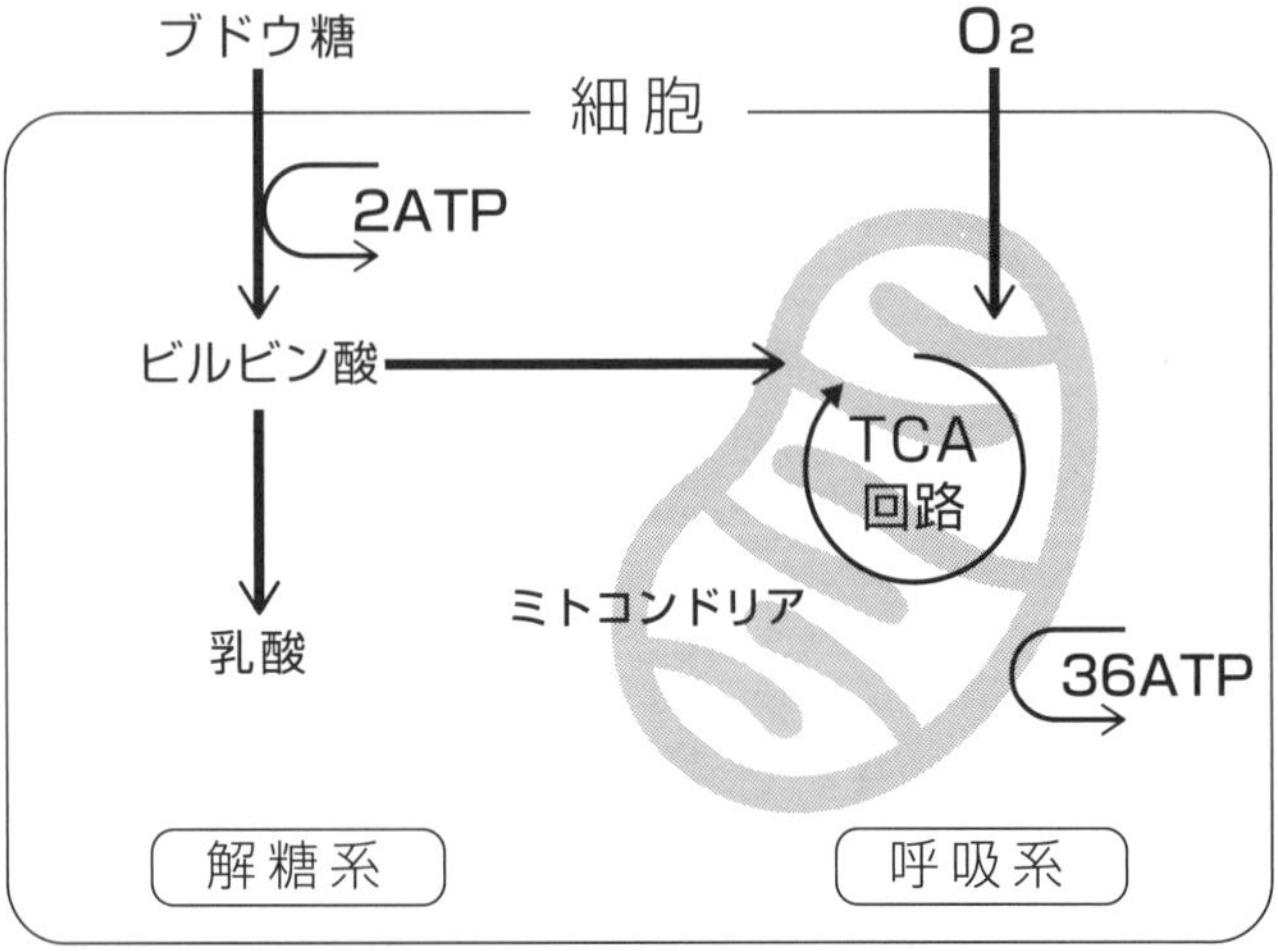

図３

はミトコンドリアへと進みます。そして、ミトコンドリアでは、ピルビン酸と酸素から36個のＡＴＰと炭酸ガスと水が作られます。

※１　ＡＴＰ（アデノシン三リン酸）…すべての植物、動物および微生物の細胞内に存在するエネルギー分子。

ミトコンドリアは酸素なしではエネルギーを作れない

これをさらに簡略化して、図３のように表現してみました。解糖系から、この図の右側のミトコンドリアへ進めば、２ＡＴＰプラス36ＡＴＰで合計38ＡＴＰが作られますが、進まなければ2ATPのままです。つまり、ミトコンドリアへ進めば解糖に比べて19倍もの大きなエネルギーを獲得することができるというわけです。

ヒトは酸素がなくては10分と生きていけません。そう考えると、酸素の存在する地球では、右側のミトコンドリアへの道は常に開放されているはずです。左側の解糖系の乳酸への道は、ミトコンドリアへと進むことのできない栄養素の受け皿のような経路といえます。ミトコンドリアへの道を進めるかどうかは、細胞の酸素濃度によって決まり、細胞内へ入ってくるブドウ糖の量によって決められるわけではありません。余分なブドウ糖由来の栄養素は左側の乳酸への経路へと進むのです。

解糖系と呼吸系を組み合わせて最適なエネルギーシステムを構築

このように、私たちの体は解糖系と呼吸系という二つの異なった方法でエネルギーを獲得しています。そして実は、各々の細胞ごとに二つのシステムを自由自在に組み合わせて最適なエネルギーシステムを構築しているのです。

たとえば、心臓を動かす心筋細胞で、乳酸のたまる解糖系の比率が多ければ、細胞が酸性に傾いてしまいます。細胞の酸化は細胞死につながりますから、いつ心臓が止まってしまうかもしれない。そうならないように、ミトコンドリアの呼吸系が主体となってエネルギーを生産しているのです。逆に、腕の筋肉細胞では瞬発力が必要なため、素早くエネルギーが作れる解糖系が発達していると考えられます。

また、簡単にエネルギーが途切れてしまわないように、二つのエネルギー生産システムが作られたともいえるでしょう。なにしろエネルギーが途絶えてしまうと、私たちの細胞は即、死を意味するからです。しかし、私たちは酸素がなければ生きていけないことから、ほとんどのエネルギーはミトコンドリアで作られていると言っていいでしょう。

ミトコンドリアはどのように エネルギーを作っているのだろう

TCA回路と電子伝達系という二つの過程でエネルギーを生産

それでは、ミトコンドリアの中では、どのようにエネルギーを生産しているのでしょうか。先ほどの図2を見ながら少し詳しく見ていきましょう。

ミトコンドリア内でATPというエネルギーを合成する過程は、大きく2つに分かれています。食事から摂取したブドウ糖が、酵素で分解されてピルビン酸ができますが、それがミトコンドリアに運ばれ、TCA回路を通じて電子と水素イオンを取り出すまでが一つめの過程です。二つめはその電子と水素イオンを用いて、酸素と反応させることによりATPというエネルギーを作る電子伝達系という過程です。

実はこの二つの過程は、クリーンなエネルギーとして注目されている燃料電池と同じシステムなのです。燃料電池は、すでにエネファームという形態で実用化されていますが、水素と酸素を反応させてエネルギーと水を作りだすシステムです。将来が期待されるこのエネルギーシステムが、私たちの体と同じシステムを採用していることは、大変興味深いことではないでしょうか。これが、将来を担う最高のエネルギーシステムとして確立するかもしれません。

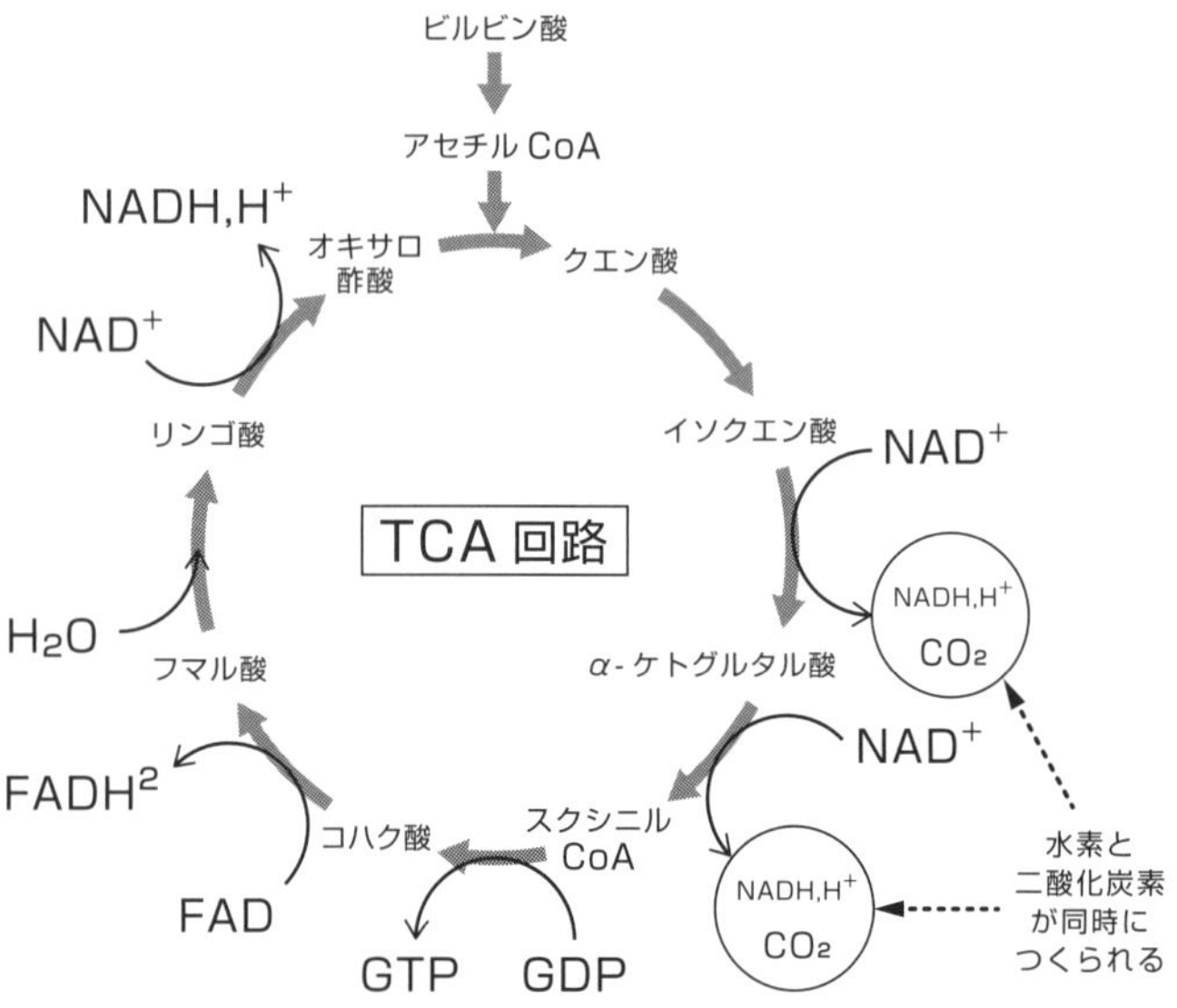

図４

ミトコンドリアは酸素を呼び込むために炭酸ガスを作る？

さて、ミトコンドリアに話を戻しましょう。

実は、ミトコンドリアのＴＣＡ回路では、水素を取り出すときに、ほぼ同時に炭酸ガスも生成します。イソクエン酸からα－ケトグルタル酸が生成されるときと、α－ケトグルタル酸からスクシニルＣｏＡが生成されるときです。（図４）

ここで、エネルギーを生成する際の収支をみると、収入は食物から摂取した栄養素と呼吸から取り込んだ酸素で、支出はATPというエネルギーと水と炭酸ガスです。いかにも酸素を取り入れ燃焼した結果、水と炭酸ガスが生成されたように錯覚しがちですが、この水素と炭酸ガスを作ることこそ、TCA回路の真の役割といえるのです。炭酸ガスはたまたま排出された老廃物ではなく、わざわざ丹精込めて作り上げた作品と言ってもいいくらいです。つまり、食事から摂取されるブドウ糖（C6H12O6）というCとHとOからなる物質から、H二つの水素（H2）とC一つとO二つからなる炭酸ガス（CO2）という物質を取り出したということです。

なぜ、水素と炭酸ガスなのでしょうか。それにはもちろん大きな理由があります。エネルギーを作る原料を調達するためなのです。前述した燃料電池を思い出してください。原料は水素と酸素です。水素はこれで説明がつきますね。それでは、なぜ炭酸ガスが作り出されるのでしょう。それは、もう一つの原料である酸素（O2）をミトコンドリアに呼び込むためと考えられます。証明されたわけではありませんが、こう考えるとすべての辻褄が合います。

水素と炭酸ガスに呼び込まれた酸素が燃料電池のごとく化学反応をおこして、ATPという大きなエネルギーと水を作り出すのです。

ところで、活性酸素という名前を聞いたことがあると思います。この後の説明の中でも登場しますので、少し触れておきますね。活性酸素とは、呼吸によって体内に取り込まれた酸素の一部が、通常よりも活性化された状態です。活性酸素は、体内の代謝過程においてさまざまな成分と反応し、過剰になると細胞傷害をもたらします。

ミトコンドリアは「酸素取扱い専門技術者」

ここまでの説明で、ミトコンドリアが酸素を取り込む過程には、実に巧妙な仕組みがいくつも隠されていることにお気づきでしょうか。これがミトコンドリアを「酸素取扱い専門技術者（私が勝手にこう命名しただけですが）」と言わしめたる所以なのです。

つまり、ミトコンドリアは、いよいよ酸素が必要になるまさにその直前に炭酸ガスを作り、素早く酸素を呼んでくるのです。おそらく、電子と水素イオンを過不足なく作り上げる力とそれに符合するかのごとく酸素を呼び込む力、これがミトコンドリアの特技であり、酸素取扱い専門技術者としてあらゆる生物と共存できた最大の理由といえそうです。

必要なときに酸素がミトコンドリアにやってこなければ、エネルギー効率は低下するばかりか、電子の暴走を招き、活性酸素は大量に作られてしまうことでしょう。最終段階で酸素が水素由来の電子を受け止めることで、活性酸素の生成も防いでいるのです。ミトコンドリアは酸素を扱わせれば天下一品なのです。

炭酸ガスと酸素の関係

ミトコンドリアの登場が生命体の歴史をつくった

太古の地球上には酸素はほとんど存在せず、炭酸ガスが大気の大部分を占めていました。無から有を作ることはできません。そこにあるものでしかエネルギーを作りだすことはできませんから、酸素からエネルギーを作り出すミトコンドリアは、登場する余地がなかったはずです。

ところが、いまから約40億年前、植物の原型であるシアノバクテリアが光合成を初めて行い、あり余る炭酸ガスと光と水から酸素を作り出したのです。シアノバクテリアの大繁殖により、地球上の酸素が徐々に増加していくと、やがてその酸素をエネルギー源とする生命体ミトコンドリアが現れたのです。

酸素は他の気体に比べても、はるかに大きなエネルギーを作り出すことができるのですが、すぐに扱うものすべてを酸化させてしまうほど過激で扱いづらい代物です。ミトコンドリアはこの扱いづらい酸素を見事にコントロールし、酸素の害を最小限に抑え、大きなエネルギーを獲得することができたのです。

繁栄する生命体の歴史は、エネルギーを自由自在に操れる生命体の歴史そのものといえるかもしれません。以後、今日にいたるまで、ミトコンドリアは真核細胞（※2）との共存共栄という形に進化を遂げながら、一番の繁栄を築いているのです。つまり、あらゆる生物の細胞に入り込み、その小器官として生き残ってきたのです。共存した証拠として、私たちは細胞核内DNA以外にミトコンドリアDNAも持っていることがわかっています。ミトコンドリアは私たち一人の体の中にも兆の上の単位である京の数ほどあり、この地球上全生命体の中のミトコンドリアの数はそれこそ星の数といえるでしょう。

※2　真核細胞…核膜で囲まれた明確な核をもつ細胞。原核細胞である細菌と藍藻以外は、すべての生物の細胞がこれに属する。

炭酸ガスと酸素の循環

光合成では、炭酸ガスと光と水から酸素とブドウ糖（でんぷん ※3）が作られます。ミトコンドリアの呼吸では、その酸素とブドウ糖から炭酸ガスと水とＡＴＰ（エネルギー）が作られます。そして、その炭酸ガスがまた、光合成に使われるのです。このように炭酸ガスと酸素は自然界において大きく循環しています。

実は、その仕組みが私たちの体にも組み込まれているのです。その循環の一端を担っているのが血液成分である赤血球です。赤血球の役割はご存知の通り、酸素の運搬です。酸素の必要な細胞に、酸素を送り届けることです。もちろん、すべての細胞にとって酸素はなくてはならないものですから、すべての細胞に酸素を届ける役割と言い換えても構いません。それでは、酸素はすべての細胞に均等に供給されるのでしょうか。答えはＮＯです。

※3　でんぷん…ブドウ糖が多数結合した多糖類。

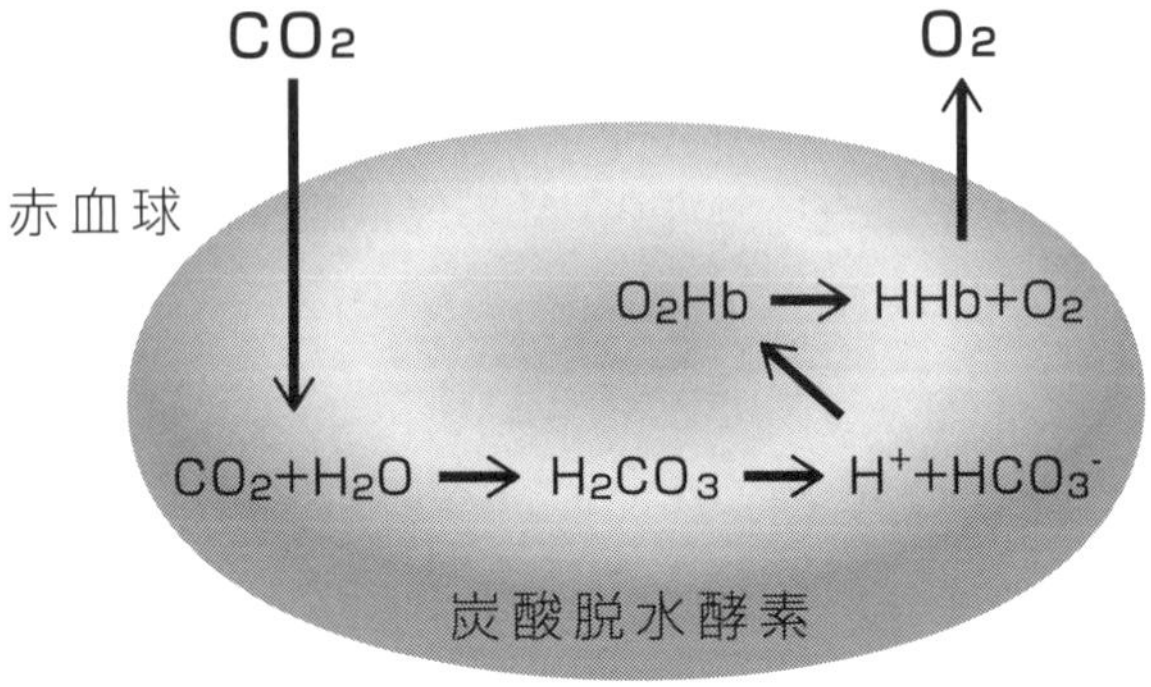

図5

必要な酸素を、必要とされる部位に届けるのが赤血球の仕事

図5に、赤血球が炭酸ガスを取り入れて酸素を取り出す仕組みを示しました。炭酸ガス（CO_2）が赤血球の中に入ってくると炭酸ガスは水（H_2O）と反応を起こし、炭酸（H_2CO_3）が作られます。炭酸は水素イオン（H^+）と重炭酸イオン（HCO_3^-）に解離します。この一連の反応を促進するのが炭酸脱水酵素（Carbonic anhydrase）です。この炭酸脱水酵素がなければ、この反応はほとんど起こらないとされています。

赤血球には水も炭酸脱水酵素も豊富に存在しているため、炭酸ガスさえ存在すれば、この反応は速やかに進行します。解離した水素イオンはヘモグロビン（Ｈｂ）と結び付いている酸素化ヘモグロビン（Ｏ２Ｈｂ）を還元することで、酸素をヘモグロビンから切り離します。すべては化学的に証明された酸化還元反応です。赤血球のあるところに炭酸ガスが存在すれば、そこに酸素が放たれるのです。

この巧妙な仕組みのおかげで、ミトコンドリアのＴＣＡ回路の流れの中で炭酸ガスが生産（排出）され、その近くに流れている赤血球から酸素が切り離され、細胞へ供給されます。必要な酸素を必要とされる部位にきっちりと届けるシステムが備わっているのです。酸素が無秩序に放たれると、ミトコンドリアの電子伝達系を流れる電子を確実に受け止めることができずに、活性酸素が作られてしまいます。酸素の拡散範囲は非常に狭くミトコンドリアのすぐそばで放たれなければ意味がないのです。

ミトコンドリアが作る炭酸ガスは酸素と水素のキューピット

ここまでで、ミトコンドリアが酸素を巧みに扱い、エネルギーを生産する仕組みを理解していただけたでしょうか。ここでもう一度、酸素に着目してミトコンドリアの役割を考察した私の仮説を簡略化してみます。

酸素はすべての生命体にとって、大きなエネルギーを作り出すことのできるとても魅力的な物質です。酸素がエネルギーを作る方法は、水素と酸素との化学反応です。急激に化学反応が起これば爆発となってしまうので、電子の流れをできるだけ緩やかにしながら化学反応を起こすのです。

しかし、いくら緩やかに反応しても、酸素を取り扱うときに、わずかながら破壊的な活性酸素が生産されてしまいます。水素由来の電子が暴走したり、酸素が反応の場に遅れたりすると活性酸素が生じてしまうのです。

この水素由来の電子と酸素の出会いを1対1にマッチングしているのが、ミトコンドリアの大きな役割なのです。食物由来のアセチルＣｏＡが、ミトコンドリアのＴＣＡ回路に入ると水素分子が取り出されます。水素分子はミトコンドリアの電子伝達系で電子と水素イオンに分かれ、電子は減速しながら酸素との出会いを待ちます。このとき一瞬でも酸素が遅れると、電子は活性酸素となって破壊的行動を起こします。そうならないように、ＴＣＡ回路では水素を作ると同時に炭酸ガスも作るのです。

そして、その炭酸ガスを目印に赤血球から酸素が放たれるのです。炭酸ガスがなければ赤血球から酸素が放たれることはありません。ＴＣＡ回路で水素と同時に作られた炭酸ガスは、水素由来の電子と酸素を1対1に出会うためのキューピット役を果たしているのではないかと考えています。

これまでのミトコンドリア老化説

次章からは、いままで説明してきたミトコンドリアの仕組みや働きをもとに、私の考えるミトコンドリア老化説について述べていきますが、ここで、これまでのミトコンドリア老化説を紹介しておきます。

酸素を扱うのがミトコンドリアの特技とはいえ、活性酸素を完全に封じ込めることは不可能です。活性酸素は90％以上がミトコンドリアで発生すると言われていますから、ミトコンドリアも無傷で済むわけにはいきません。この傷ついたミトコンドリアこそ老化の原因であるとするのが、従来のミトコンドリア老化説です。

ミトコンドリア老化説は単一の理論ではありませんが、最も一般的なのは、老化ミトコンドリア原因説です。この説では、活性酸素がミトコンドリアのＤＮＡを傷つけ、傷ついたＤＮＡの蓄積がミトコンドリアの機能低下を引き起こし、その結果、活性酸素を大量に発生させることでさまざまな疾患や老化を引き起こすとしています。

しかし、それに対して、遺伝子変異が多く蓄積されたＤＮＡを持つミトコンドリアは自然に死滅し淘汰されるため、結果的に老化したミトコンドリアＤＮＡにはそれほどＤＮＡ変異は見られないという反論もあり、従来の老化ミトコンドリア原因説が完全に受け入れられたというわけではありません。

ただ、活性酸素がさまざまな疾患を引き起こすメカニズムは、かなりのところまで解明されており、活性酸素が老化に少なからず関与していることは間違いありません。

本章のまとめ

ミトコンドリアの最も大きな役割は、生命活動を行うためのエネルギーを生産することです。その原料となるのは水素と酸素です。ミトコンドリアでは、食事から摂取されるブドウ糖から水素と炭酸ガスが生成されますが、私は、この炭酸ガスは酸素を呼び込む役割を担っていると考えています。呼び込まれた酸素が、水素と化学反応を起こしてエネルギーと水を作るのです。

いまや、ミトコンドリアが老化と深く関わっていることは、広く認知されています。活性酸素は体内でさまざまな成分と反応し、過剰になると細胞障害をもたらすやっかいな物質です。この活性酸素がミトコンドリアのＤＮＡを傷つけ、それが蓄積することでミトコンドリアの機能が低下し、さまざまな疾患や老化を引き起こすとするのが、老化ミトコンドリア原因説で、いままでのミトコンドリア老化説の中で最も一般的です。

二章

私の考えるミトコンドリア老化説
その1

ミトコンドリアの減少によって エネルギー不足が生じる

ミトコンドリアは人海戦術と自己犠牲の精神で繁栄を極めてきた

老化に深い関わりを持つ活性酸素の90％以上が、ミトコンドリアで発生しているといわれています。ですから、ミトコンドリアが何かしらのダメージを受けることは明白です。

従来のミトコンドリア老化説では、このダメージを受けて障害を持ったミトコンドリアが大量の活性酸素を発生させることが老化の原因であるとしています。しかし、私は、そのようなミトコンドリアは、自然淘汰され消滅するのではないかと考えています。障害を持ったミトコンドリアは細胞に迷惑をかけないように、自己犠牲の精神で自ら命を絶つのです。残ったミトコンドリアは、さほど活性酸素によるダメージを受けず、よって必要以上に活性酸素を生むこともありません。いまの生物界におけるミトコンドリアの繁栄を思えば、そう簡単に活性酸素が作られてしまうとは思えないからです。

ミトコンドリアは一つの細胞に100個から3000個程度も存在し、私たちの体の中には、トータルで京の単位の数のミトコンドリアがあるのです。この天文学的な数量を武器に、ミトコンドリアは人海戦術と自己犠牲の精神で、危険だが利益の大きな酸素を利用して、生き続けてきたのではないでしょうか。

ミトコンドリアと細胞には互いに大きなメリットがある

ミトコンドリアと宿主（※4）である細胞は、それぞれがDNAを持っており、宿主の細胞核にある本来のDNAには、ミトコンドリアをコントロールできるミトコンドリアのDNAの一部が入っています。ミトコンドリアは単独で増減できない仕組みになっているのです。

「役に立たなくなったミトコンドリアは、細胞に迷惑をかけないように消滅しましょう」

というような契約書がDNAに書かれており、2部作成して細胞とミトコンドリアが互いに1部ずつ保管しているようなものです。

かつて何億年も昔、このような契約を交わしたときには、何の問題もありませんでした。細胞とミトコンドリアには、互いに大きなメリットがあったからです。ミトコンドリアは、細胞からブドウ糖や脂肪酸の栄養を苦もなく供給し続けてもらうことができます。食の心配がないというのは、生きていく上で最大のメリットです。

多細胞生命体（※5）を統制、維持、管理するためには、巨大なエネルギーが必要なわけで、この世界では酸素という物質以外にこれほどまでのエネルギーを生む物質は存在しません。しかし、酸素はとても扱いづらく、下手に扱うと死へと直結するほど危険です。ところが、ミトコンドリアは「酸素取扱い専門技術者」であり、酸素の被害を最小限に抑えてくれました。細胞が与えてくれたブドウ糖や脂肪酸に付加価値をつけて、細胞に大きなエネルギーをお返しするのです。細胞にとっても、これほどありがたいことはありません。

※4　宿主…共生する相手の生物。
※5　多細胞生命体…動物や植物など複数の細胞から体が構成される生物。

ミトコンドリアのエネルギー生産量減少という問題

ここまでは何の問題もありませんでした。生命体が誕生した何十億年も前には、生命体にとって、長寿という概念は想像することすらなかったでしょう。子孫を残すために生きる、これがすべての生命体の目的だったに違いありません。

しかし、私たち多細胞生命体は、生命の危機から脱し、不自由なく子孫を残すことができると、今度は長寿を考えるようになってきました。このことが「ミトコンドリアの数量の問題・エネルギー問題」という新たな社会問題を引き起こしたのです。

どんな問題でしょうか。ミトコンドリアの機能を考えれば答えは明らかです。ミトコンドリアは、酸素を使って大きなエネルギーを作ることが本来の役割ですから、ミトコンドリアの数の減少は即、生産するエネルギーの減少をもたらします。

私は、このエネルギー減少によるエネルギー不足が老化につながると考えています。

ミトコンドリアは増殖、減少する

現在まで、研究者の多くは、ミトコンドリアの減少によってエネルギー不足に陥るという発想にいたっていなかったように思います。なぜなら、ミトコンドリアは細胞の核の周辺に並んでいる小器官だからです。小器官という、もともと細胞に備わっている器官が、状況に応じて増えたり減ったりすることはイメージしにくいでしょう。細胞が分裂するとき以外には新たに作られないと、思い込みがちなのは当然のことのようにも思います。

しかし、ミトコンドリアが、エネルギー環境によって増減することを示す実験結果があります。酵母菌の実験ではありますが、この結果はミトコンドリアの増減の仕組みを解き明かす鍵になっていると考えています。

酵母菌は、酸素を使わない発酵を唯一のエネルギー生産手段としています。通常ならミトコンドリアとは全く縁がなく、発酵（ヒトの解糖に相当する）という高ブドウ糖、無酸素の状況下でエネルギーを生産しているのです。ところが、酵母菌をさまざまな条件下で培養する実験において、ブドウ糖が少なく酸素が豊富な条件下では、ミトコンドリアと考えられる小器官が、非常に増えているのです（前著『ミトコンドリア不老術』で紹介）。

高校の生物の教科書にも、「酵母菌は、酸素がない条件ではブドウ糖を発酵するが、酸素が多い条件では呼吸によってブドウ糖からATPを生成する。このように発酵が酸素濃度によって制御される現象をパスツール効果という。」と記載されていることからも、この実験結果は信頼性が高いといえます。

ミトコンドリアの減少によるエネルギー不足が老化の原因

私の考えるミトコンドリア老化説その1

ここであらためて、私の考えるミトコンドリア老化説その1を、従来のミトコンドリア老化説との違いを示しながら、まとめておくことにします。

ダメージを受けたミトコンドリアがさらに活性酸素を生産し、活性酸素によって遺伝子が傷つくことで病気や老化が進むと考えるのが従来のミトコンドリア老化説です。それに対して、ダメージを受けたミトコンドリアが消滅し、数の減少が進んでいくことで起こるエネルギー不足が老化の最大の原因とするのが、私の提案する老化の仕組みです。

「老化とは、ミトコンドリアのＤＮＡ変異の蓄積ではなく、漏出する活性酸素によって引き起こされるミトコンドリアの減少あるいは減少の進行によるエネルギー生産の低下によって生じる現象である」と結論付けています。

エネルギー不足が老化の原因

これまでさんざん議論された老化説のなかで、エネルギー不足が老化の最大の原因であるという考え方は、その中心に居座ることはありませんでした。それどころか、議論のテーマにしてもらえることさえ、ほとんどありません。しかし、私は、この単純な理論で老化の仕組みを説明できると確信しています。

簡単な例を出して説明しましょう。

90歳になれば成長ホルモンや性ホルモンは若いときの10分の1以下になります。これらのホルモンはある年齢になってくると、遺伝子による制御が働き一段階減少するのです

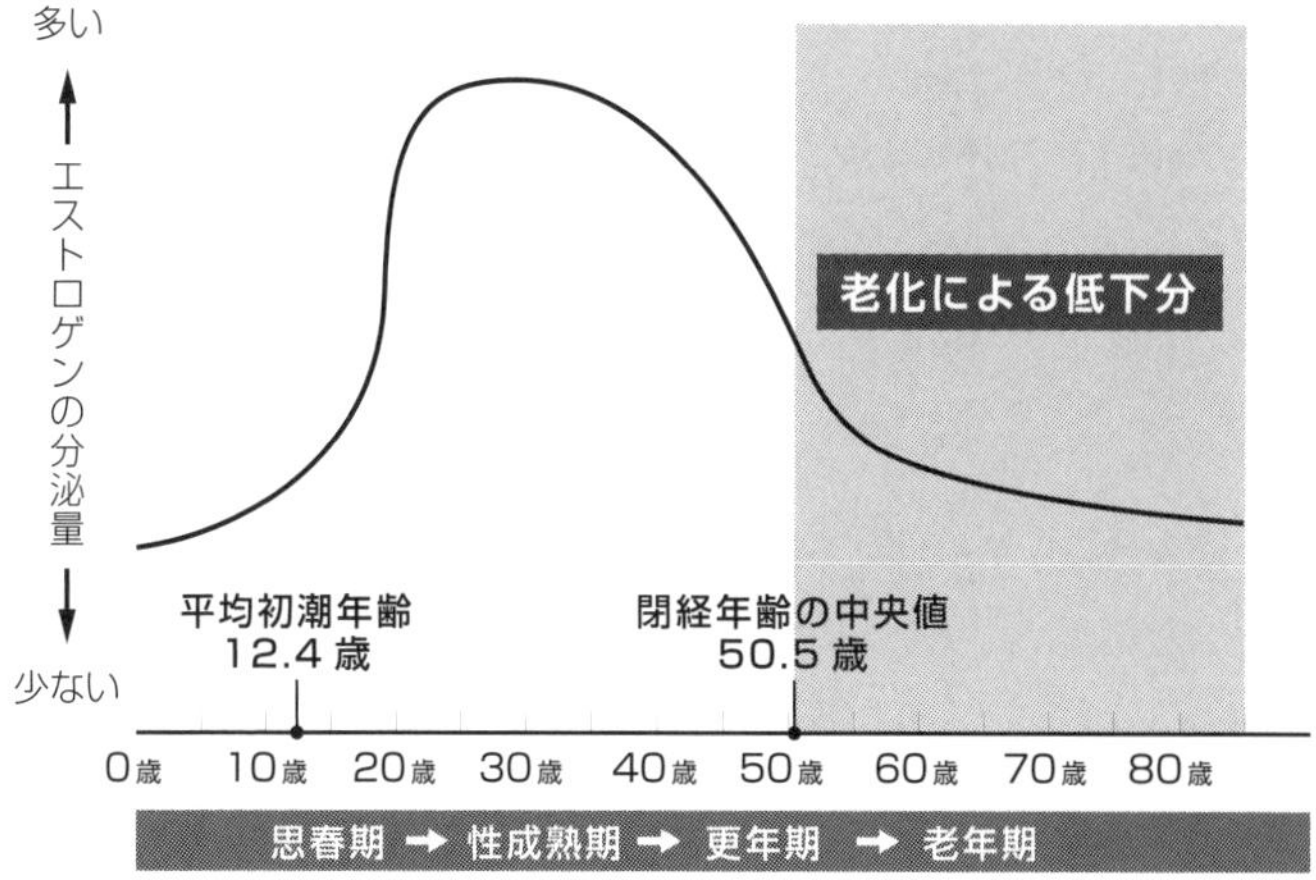

図6

が、これはおそらくエネルギー不足とは無関係です。その後のゆっくりとした継続的な減少こそエネルギー不足、つまり私の考える老化が大きく関与しているものと思われます。(図6)

ホルモンだけではありません。ＣｏＱ10（コエンザイムＱ10 ※6）などの酵素も半減してしまいます。コラーゲンも同じです。ですから、お年寄りの皮膚は弾力がなくなって、いかにも薄い皮膚になります。脳の細胞も萎縮しニューロンの数はどんどん減少していきます。物忘れがひどくなるのもそのためです。

このように、体内で必要なさまざまな物質が減ってしまうのはなぜなのでしょうか。それは、細胞が生命活動を行うとき、すなわち、さまざまな物質を作るとき、必ずATPというエネルギーが必要になるからです。エネルギーなしには1秒たりとも生きていくことができないように、ホルモンや酵素や免疫物質やコラーゲンなども作ることはできないのです。

※6　CoQ10（コエンザイムQ10）…補酵素と呼ばれる脂溶性の物質で、エネルギー生産に欠かせず、抗酸化作用も持っている。

体の省エネモードが老化現象として現れる

老化とは優先順位をつけて生命活動を調節すること

さて、活性酸素によってミトコンドリアの数の減少が引き起こされたとします。何十年にもわたり減少が進行してくると、当然、エネルギー生産量が減少してきます。そうなると細胞は限られたエネルギーで、ものを作らなければなりません。

ここで優先順位という概念が生じるのではないかと考えられます。もう成長しなくてよい20歳近くになると成長ホルモンを作ることを控えます。子供を産む年齢が過ぎてしまうころには、性ホルモンの生産も減産することになります。外見より生命維持の方が重要と思われる年齢になると、皮膚の細胞も規則正しく分裂を繰り返して28日の周期を維持する必要はないと判断されます。かくして皮膚のターンオーバー（※7）はどんどん延長されるのです。ターンオーバーの延長はくすみやシミや乾燥や吹き出物の一番の原因です。こうした体内の変化こそが老化なのです。

また、エネルギー生産量に応じて、私たちの体は生命活動の質を調節します。生産されるエネルギーが少なくなると、それに応じた活動しかできません。自然と新陳代謝の速度をゆるめ、生命活動を省エネモードへと切り替えていきます。この省エネモードが老化現象を形成するのです。突然エネルギーの生産が減少すれば、それは何かしらの疾患を招くかもしれません。ゆっくり減少するから老化なのです。

少なくなったエネルギーで何を作るか、優先順位を決定するファクターについては未だによく分かっていません。しかし、そのファクターですらＡＴＰというエネルギーで作られているのかもしれません。

※7　ターンオーバー…肌の細胞が一定の周期で生まれ変わる仕組み。

DNAが変わらないのに、体が変化するのはなぜだろう?

体がホルモンや酵素を作るときも、コラーゲンや神経細胞を作るときも、細胞の設計図である核内のDNAを読み取って作ります。線維芽細胞なら、コラーゲンを作るDNAの部分のみを発現させコラーゲンを作ります。ホルモンを作る細胞なら、ホルモンを作るDNAの部分のみを発現させてホルモンを作ります。つまり、DNAを発現させるものは、それぞれの細胞によって決まっているのです。

同一人物で、若いときと老人になってからでは設計図であるDNAが異なるのでしょうか。多少の変異はあるでしょうが、そんなに何もかもが減少するようなDNAの変異が起こっているとは到底考えられません。

DNAがさほど変わらないのであれば、なぜ、体のあらゆる物質が減少するのだろう?私が悩んでいる間にも、医学生化学の研究分野はどんどん進歩しており、解決のヒントとなるエピジェネティクスの考え方が新しく生まれています。

細胞は環境に応じて後天的に変化する

体の各部位の細胞は、それぞれの細胞の核内にある設計図であるＤＮＡを読み取って、その細胞に特徴的な物質を作ります。肝臓の細胞も、皮膚の細胞も設計図であるＤＮＡは同じはずです。それなのに、それぞれの細胞の働きは大きく異なります。肝臓の細胞に分化するときに発現する遺伝子にあらかじめ目印がつけられているようなものです。

ＤＮＡに変化はなくても遺伝子の使われ方は、細胞の種類や環境に応じて後天的に変化するのです。このように、ＤＮＡの配列変化によらない遺伝子発現を制御・伝達するシステムおよびその学術分野のことをエピジェネティクスといいます。このような制御は、安定した化学的変化である一方、食事や大気汚染、喫煙、酸化ストレスなどの環境要因によって動的に変化します。

年をとるにしたがって、さまざまな物質を作ることを減らさざるを得ない理由があるに違いありません。そして、それはＤＮＡの変異が原因ではなく、酸素やＡＴＰを含む、そこにある物質の意思ではないかと考えています。

そこにある物質は、ＡＴＰそのものかもしれないし、血液から供給された物質、そこで代謝された物質であるかもしれません。あるいは、ＡＴＰによって作られたものかもしれません。いくつもの物質の総意かもしれません。とにかく、遺伝子を働かせる（発現させる）意思としての物質が、エネルギー生産不足によって減少することが、さまざまな物質を作ることを減らさざるを得ない最大の理由だと考えています。

この考え方は、エピジェネティクスの大きな研究テーマにも、つながるのではないかと思っています。

本章のまとめ

従来のミトコンドリア老化説は、ダメージを受けたミトコンドリアがさらに活性酸素を生産し、活性酸素によって遺伝子が傷つくことで病気や老化が進むという考え方です。それに対して私は、ダメージを受けたミトコンドリアは消滅し、数の減少が進んでいくことで起こるエネルギー不足が、老化の最大の原因であると考えています。

体内でさまざまな物質を作るとき、必ず、ミトコンドリアが生産するＡＴＰというエネルギーが必要になります。ですから、ミトコンドリアの減少によってエネルギーが不足すれば、ホルモンや酵素、免疫物質も、当然たくさん作れなくなります。そこで、少なくなったエネルギーの量に応じて、優先順位をつけて体内物質の生成や新陳代謝の速度を調整することが必要になってくるのです。つまり、節約して省エネモードで生命活動を営むようなものです。この省エネモードが老化現象として現れると考えられます。

三章

ミトコンドリア老化説その2、エイジングスパイラル理論

エイジングスパイラル理論

負のスパイラルでミトコンドリアの減少が進行する

私がこの章でお話しするエイジングスパイラル理論は、当然、二章で述べた老化説その1「ミトコンドリアの減少および減少の蓄積による生産エネルギーの減少が老化の最大の原因である」をベースにしています。ですから、ミトコンドリアの数の減少によるエネルギー不足を老化の原因と考える点においては、何ら変わるところがありません。

そのなかで、このエイジングスパイラル理論を最も特徴づけるのは、ミトコンドリアの減少や機能低下が、偶発的に発生する活性酸素を主たる要因として起こったことではないとしている点です。さまざまな負のスパイラルの形成を通して、ミトコンドリアの減少が進行していると考えています。

しかし、どのようにしてこの負のスパイラルが形成されるのかを細部にわたって解明しなければ、さまざまな老化現象を説明することも、的確に老化に対処することも到底できません。そこで、私はこのスパイラルが生み出されるメカニズムの解明に挑みました。

ミトコンドリアのエネルギー生産能力の減少

エイジングスパイラルの説明に入る前に、ミトコンドリアのエネルギー生産量を決定づける要因についてお話ししておくことにします。

私は、ここまでで、「ミトコンドリアの減少がエネルギー不足につながる」とお伝えしてきました。しかし、実際には、数の減少だけと比例してエネルギー生産が減少するわけではありません。エネルギーの生産量を決定づけている一番の要素は有酸素活動だからです。

有酸素活動とは、細胞が酸素から得たエネルギーを使って行うすべての営みを意味し、筋肉細胞であれば有酸素運動に相当します。ミトコンドリアが減少しても、有酸素運動で消費するエネルギーを、減少したミトコンドリアの生産能力の範囲内で補えるのであれば問題ありません。エネルギー不足にはならないのです。ですから、「ミトコンドリアの減少がエネルギー不足につながる」というのは、正確には、「ミトコンドリアのエネルギー生産能力の減少がエネルギー不足につながる」と言った方がいいかもしれません。

わかりやすく言うと、減少したミトコンドリアが作ることが可能なエネルギーの範囲内でしか、有酸素運動ができないということです。足の筋肉内のミトコンドリアが少ない一般人が、いきなりマラソンを走ることができないのはそういうことです。

エイジングスパイラルの始まり

さて、ここからエイジングスパイラルの構図を説明することにしましょう。図7に簡略化していますのでご覧ください。仮にミトコンドリアの減少をエイジングスパイラルの始まりとします。

先ほどお話ししたように、ミトコンドリアの生産能力が減少してエネルギーが不足したとしても、有酸素運動なら運動をやめれば問題は生じません。マラソンをやめればいいいだ

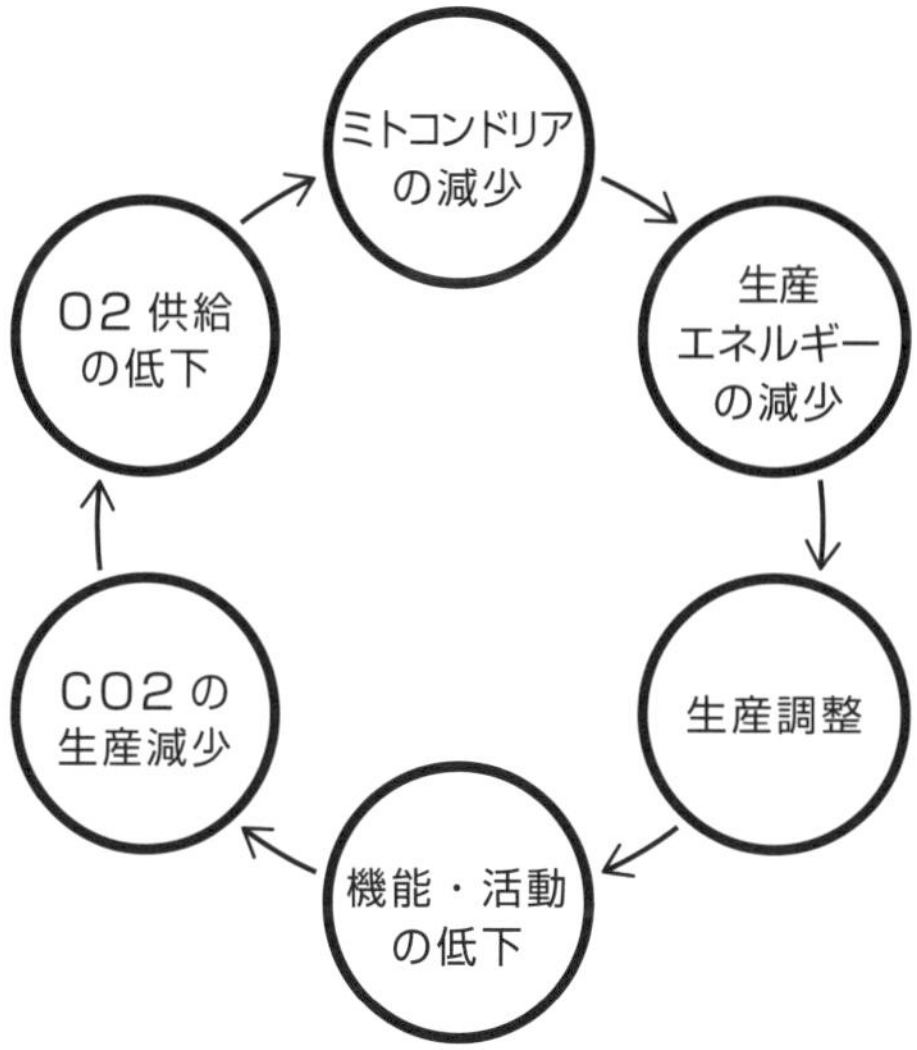

図7

けのことです。しかし、有酸素活動の場合は問題が生じてきます。

有酸素活動といってもわかりにくいかもしれませんね。たとえば、コラーゲンを作ることが仕事の線維芽細胞ならコラーゲンを作ることが有酸素活動にあたりますし、ホルモンを作ることが仕事の細胞はホルモンを作ることが有酸素活動です。

どのような問題かわかりますか。そうです、自分の意志でそう簡単に止めるわけにはいかないということです。コラーゲンやホルモンを作ることを、自分の意志でやめることはできません。そこで、エネルギーが減少したときどうするかというと、コラーゲンやホルモンの生産を自然と減産へと向かうように調整するのです。

つまり、ミトコンドリアのエネルギー生産能力に応じた生命活動しかできないのです。そのために、どんな活動をするのか優先順位を決定し、いわゆる生産調整することを余儀なくされます。生産調整の結果、少なからず細胞レベルでの機能、活動の低下が起こります。さらに、私たちは多細胞が集合してできた個体ですから、その個体レベルとして機能や活動が低下することになります。省エネモードで生命活動を営むことになるのです。

機能や活動の低下がさらなるミトコンドリア減少に結びつく仕組み

この省エネモードという名の機能、活動の低下は、ミトコンドリアのTCA回路での炭酸ガスの生産を減らします。炭酸ガスは細胞が活発に活動している証しだからです。

物が酸素を使って燃焼すると炭酸ガスと水が生成されるのと同じで、生命活動が行われると炭酸ガスと水が生成されます。私たちの体の細胞は絶えず新陳代謝を行っていますが、その生命活動を行うとき、必ず炭酸ガスが排出されます。いえ、正確には炭酸ガスが

生命活動により炭酸ガスが生産される

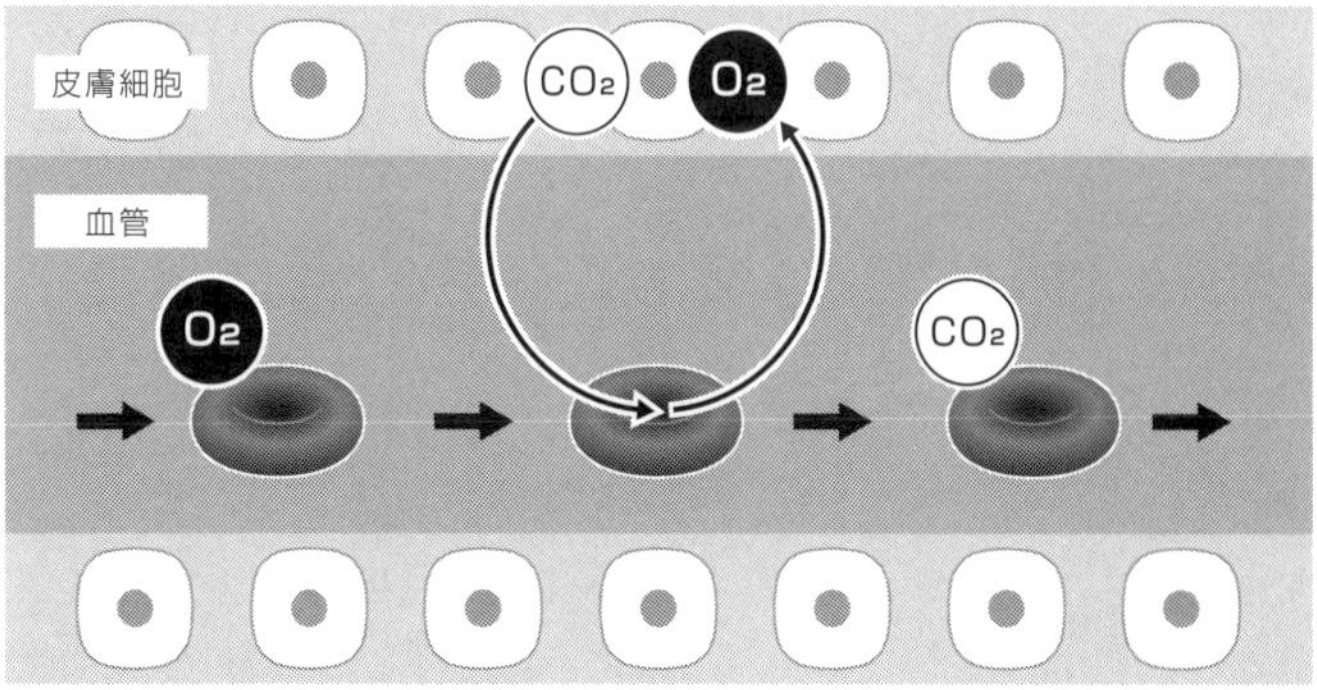

赤血球が運んできた酸素は炭酸ガスと引き換えに細胞に放たれる
↓
生命活動の低下で炭酸ガスの生産が低下すると、細胞は酸素不足に陥る

図8

作られます。その炭酸ガスを目印に酸素がやってくるのです。炭酸ガスがそこにいなければ、酸素はやってきません。

生きているすべての細胞が、赤血球を介して炭酸ガスと酸素の交換を行うわけですから、活動の低下は炭酸ガスの生産の低下、それに続く酸素不足へとつながっていくことは、すべての細胞が陥る仕組みといえます。（図8）

炭酸ガスのミトコンドリア内での減少は、赤血球から酸素の供給が減少することにつながります。酸素が来なければ、細胞全体としてみた場合、一個の細胞に放たれる酸素は減少するため細胞内の酸素濃度は低下し、徐々にミトコンドリア自体の存在意義が薄れてきます。

パスツール効果によると、酸素を使用しない発酵という方法でエネルギーを獲得している酵母菌を酸素の多い環境で培養を行ったとき、ミトコンドリアでの呼吸によってエネルギーを作ります。このように、酸素濃度の増減が、発酵やミトコンドリアの制御に大きく関わっているのです。酸素濃度の低下は、ミトコンドリアの存在意義の低下から確実にミトコンドリアの減少へとつながります。

最新の癌研究でも明らかになった低酸素でのミトコンドリア減少

私たちと全く異なる酵母菌の実験を持ち出して、酸素の多寡がミトコンドリアの増減に作用することに納得できないかもしれません。しかし、実は最新の癌研究でも低酸素がミトコンドリアを減少させることが数多く報告されています。癌細胞は低酸素下でエネルギーを獲得しているため、低酸素とミトコンドリアの研究が盛んに行われているのです。

私たちの体の細胞は、低酸素状態になると低酸素誘導因子（hypoxia-inducible factor-1〈ＨＩＦ－１〉）が活性化され、ミトコンドリアへの扉を狭くします。また、ＨＩＦ－１

依存的にミトコンドリアの生合成が滞り、さらにミトコンドリアのオートファジー（ミトコンドリアの消滅）が誘導されることも報告されています。

低酸素になるとミトコンドリアが減少するしくみが、科学的に解明されつつあるのです。

このようにして、機能、活動の低下がさらなるミトコンドリアの減少をおこすエイジングスパイラルを形成するのです。図7に示したように、機能低下、活動の低下が炭酸ガスの減少をもたらし、引き続き酸素の低下をもたらし、さらなるミトコンドリアの減少へとつながっていくのです。これがエイジングスパイラルの基本形だと考えています。

もう一つのエイジングスパイラル

ミトコンドリアの減少がミトコンドリアの減少を誘う

ここまでお話ししてきたエイジングスパイラルに加えて、ミトコンドリアが減少するという現象自体が、さらなるミトコンドリアの減少を誘うというスパイラルの形成も考えられます。

では、どのようにしてミトコンドリアの減少が、さらなるミトコンドリアの減少を招くのでしょうか。活性酸素が電子の渋滞と低酸素で生じるという発生メカニズムを念頭に考えてみます。わかりやすくするために、ミトコンドリアで作るトータルのエネルギー量が同じだと仮定してみます。

ミトコンドリアがたくさんあれば、エネルギー生産の場は分散され、一個当たりのミトコンドリアで作るエネルギーは小さくなります。解糖系で作られたピルビン酸や脂肪酸から作られたアセチルＣｏＡは、多数のミトコンドリアに分散され、一つ一つのミトコンドリア内では一連の流れ作業が渋滞することはありません。ゆっくりとスムーズに流れる電子はスピンアウトすることもなく、混雑で酸素が届かなくなることもありません。すなわち活性酸素は極めて生じにくい状況です。

逆にミトコンドリアが少なければ、一個当たりのミトコンドリアの仕事量は確実に増加します。つまり、一旦ミトコンドリアが減少してしまうと、ミトコンドリアへ入ってくるブドウ糖由来のピルビン酸あるいは脂肪由来のアセチルＣｏＡは、少ないミトコンドリアに集中することになります。

少ないミトコンドリアに仕事が集中することの弊害

さて、少ないミトコンドリアに仕事が集中するとどうなると思いますか。

集中することにより、ミトコンドリアのＴＣＡ回路ではピルビン酸から作られるアセチルＣｏＡなど一連の物質が渋滞を起こし、電子伝達系ではＴＣＡ回路で作られた水素由来の電子が渋滞を起こしてしまいます。

また、酸素の側から見ても同じことがいえます。同じ量の酸素がヘモグロビンによって運ばれ血中を流れているとします。少ないミトコンドリアに酸素が集中することにより、電子と酸素のミスマッチが起こりやすくなるのです。

活性酸素の発生メカニズムからすると、電子の渋滞が起こっているだけでも、十分に活性酸素が生じる素地があるのですが、ことはそれだけには収まりません。TCA回路内でも渋滞が起こっているということは、そこで発生する炭酸ガスも不規則にならざるを得ません。その炭酸ガスを目印にやってくる赤血球からの酸素も、規則正しく放出されなくなります。ミトコンドリアの「酸素取扱い専門技術者」としての得意技が発揮できなくなってしまうのです。つまり、すみやかに酸素を呼び込んでエネルギーを作るというスムーズな流れ作業に支障をきたしてしまうということです。そうなると、一連の流れ作業から過激な電子がスピンアウトし、想像以上に活性酸素が生じることになるのです。

このことは、ベルトコンベアーで、流れてくる材料を組み立てて梱包する作業をイメージするとわかりやすいかもしれません。同じ量の材料を処理すると仮定してください。もちろん、ベルトコンベアー1レーンに配置される作業員の数は同じです。

ベルトコンベアーがたくさんあって材料が分散されて流れてくれれば、作業はスムーズです。しかし、ベルトコンベアーが1レーンだけなら、次から次へと材料が流れてくるため、作業はとても大変でミスも起こりがちです。レーンが少ないと不良品が大量に出てしまうことは、容易に想像できるでしょう。ミトコンドリアの場合、不良品は活性酸素であり、結局はレーンの閉鎖にまで追い込まれるのです。

要するに、ミトコンドリアが減少したことにより、活性酸素が作られやすくなり、そのことがミトコンドリアの死を誘導し、さらなるミトコンドリアの減少を引き起こすという悪循環を形成するのです。

真のアンチエイジングへの道は？

以上の二つのスパイラル形成だけでも、エイジングスパイラルから抜け出すことは困難を極めることが理解できると思います。

なにしろ、一旦ミトコンドリアが減少してしまうと、それだけでさらなるミトコンドリアの減少に向かってしまうばかりか、エネルギー不足、生産調整、活動、機能の低下を経てミトコンドリアの減少に拍車がかかってしまうからです。

この仕組みを理解しておかなければ、真のアンチエイジングを実現することは不可能です。たとえば、活性酸素を避けるためにエネルギーを節約しながら生きていくことは、ある意味、長寿への道に見えるかもしれません。しかし、エネルギーが少なければ活動機能が低下し、必ずミトコンドリアの機能低下をきたしてしまう。結局は、エイジングスパイラルの螺旋をひたすら下ることになりかねないのです。

エイジングスパイラルの加速装置～低酸素

酸素不足を起こす原因の一つは循環不全

エイジングスパイラルの図（71頁　図7）の左上の酸素の低下は、細胞の機能低下や個体としての活動低下から導かれて進行するとお話ししました。このエイジングスパイラルはエネルギー生産の面から見た酸素の低下の仕組みです。しかし、酸素不足を起こす原因はほかにも山ほどあります。

まずは、その一つである循環不全についてお話ししていきましょう。

循環不全とは、心臓や血管系から各臓器、組織に対して、必要な質と量の血液を循環することができない病的状態です。簡単に言えば、血流が悪くなって体内のさまざまなところに十分な酸素が届かなくなることです。酸素はヘモグロビンと結びついて血流にのって運ばれていますが、血流が悪くなれば酸素が運ばれなくなり、容易に低酸素になるのです。

血液循環が悪くなる原因には、多くの疾患が関わっています。特に、動脈の弾力が失われた状態になる動脈硬化は大きな影響を及ぼします。心臓は拍出する力だけでは遠く離れた組織まで血液を十分に届けることができず、血管に弾力があり、広がったり収縮したりを繰り返すことで遠くまで血液を届けることが可能になります。ですから、動脈硬化になれば、当然、血液の循環は悪くなるのです。動脈硬化からさらに脳梗塞や心筋梗塞を起こせば、血流がこなくなり確実に低酸素となります。

動脈硬化は糖尿病、高脂血症、高血圧などによって引き起こされます。また、慢性の炎症も活性酸素や炎症性サイトカイン（※8）が生産され、それらによる血管内皮の障害や動脈硬化により血流を停滞させます。

ストレスもまた、血液循環障害を起こす原因になります。一般的にストレスを感じると交感神経が優位になり、アドレナリンが過剰に放出されます。その結果、血管が収縮して血流が悪くなるのです。

そのほかにも、脱水や運動不足、座りっぱなし、動かないで立ちっぱなし、あるいは寝たきり状態や大きな手術後も循環不全から低酸素へと進みます。長時間の睡眠も筋肉を使っていないことで、血流が悪くなる可能性があります。

※8　サイトカイン…主に免疫細胞から分泌される低分子のタンパク質で、細胞間の情報伝達の役割を担っている。

酸素不足を起こす原因は循環不全以外にもたくさんある

循環不全以外にも、酸素の低下をもたらす原因はたくさんあります。

貧血や肺疾患、睡眠時無呼吸症候群もそうですし、睡眠時無呼吸症候群とまでいかなくてもいびきをかくことも、また無酸素運動も一時的な低酸素を引き起こします。

姿勢の悪さや肥満も低酸素につながります。私の患者さんに、円背がひどく進んで腰が折れ曲がった姿勢のおばあちゃんがいますが、彼女の指先で測定するＳＰＯ２（酸素飽和濃度）は90くらいで酸素療法が必要なレベルです。しかし、姿勢をよくするだけですぐに

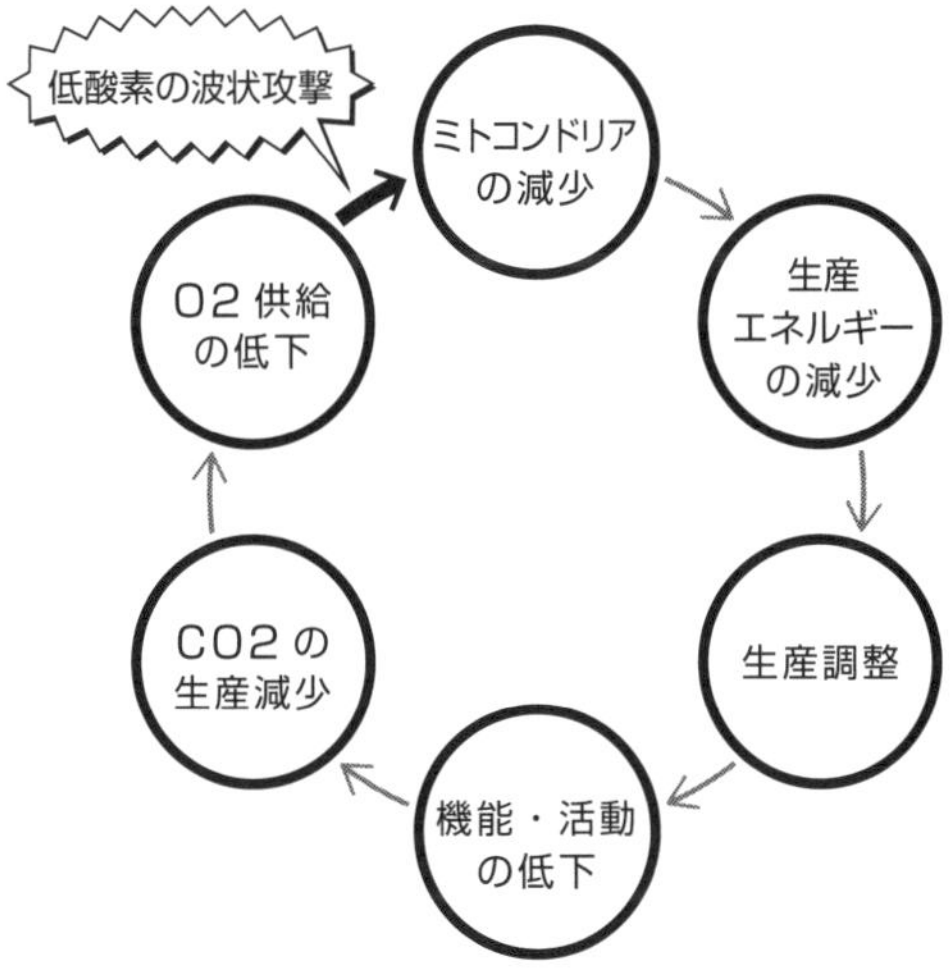

図9

97まで改善するのです。折れ曲がった姿勢では肺が圧迫されて広がらないからです。そこまでいかなくとも猫背や姿勢が悪いだけでも影響を与えます。あるいは、肥満で肺が圧迫されただけで、簡単に低酸素になるのです。

エイジングスパイラルを加速する低酸素の波状攻撃

ここまで挙げていくと、一つも当てはまらない人はほとんどいなくなるのではないでしょうか。私たちはいたるところで低酸素の波状攻撃を受けているのです。これは、細胞の機能低下から低酸素になるというエイジングスパイラルの本筋ではありませんが、スパイラルを加速させる装置のような働きをしてしまうのです。（図9）

本筋にある機能の低下や活動の低下と区別が難しい病態も含まれていますが、厳密に区別する必要はありません。要は幾重にも重なりあってスパイラルが負の方向に進むということです。

特に、この低酸素の波状攻撃によって影響を受けるのが、癌やアルツハイマーといった老化とともに増える疾患です。よって、エイジングスパイラル理論がベースになっていることは間違いありません。

私の考える癌やアルツハイマーの原因については、あらためて説明することにします。他にも書籍を出版すべく執筆中ですので、そちらで取り扱いたいと思っています。

エイジングスパイラルの加速装置 ～糖質

ミトコンドリアの減少を加速する糖質

いま、巷で評判になっている糖質制限には、いくつかのメリットが挙げられています。脂肪燃焼を促進するのでダイエットに良い、血糖値を上げないので血管を傷めない、あるいは最終糖化物質（※9）を減少させるのでアンチエイジングに良いということです。

私も、糖質制限は血管を傷つけにくくし、動脈硬化の進行を妨げるため、アンチエイジングに貢献することは間違いないと思います。また同時に、別の観点からも、糖質制限にはメリットがあると考えています。

私は、以前から、カロリー制限はミトコンドリアのエクササイズのようなものだと考え、糖質の制限が長寿に貢献すると説明してきました（前著『ミトコンドリア不老術』で紹介）。糖質の制限下では、一つのブドウ糖からできるだけ多くのエネルギーを獲得しなければなりませんから、解糖系よりもはるかに多くのエネルギーを獲得できる、ミトコンドリア系へ進むことが不可欠です。ですから、ミトコンドリア系に向かう道を広くするために、ミトコンドリアが強化されると考えたのです。これは、糖質制限のメリットをミトコンドリアの活性に結びつけたユニークな考え方だと自負しています。この仮説はまだ証明されていませんが、糖質過剰摂取は、理論的にもエイジングスパイラルを加速させることは明らかです。

※9　最終糖化物質（Advanced Glycation End Products）…AGE。糖がタンパク質と結びつくことで体内に生成される物質で、老化現象に関わる物質として研究が進んでいる。

余分な糖質は脂肪組織に蓄えられる

そもそも余分なブドウ糖はグリコーゲンとなり筋肉細胞や肝細胞などに蓄えられます。しかし、その量はわずかであり、多くの過剰ブドウ糖は中性脂肪となって脂肪組織に蓄えられます。ですから、糖質過剰摂取によって増加する体重は、そのほとんどが脂肪組織の増加です。

また、糖質過剰摂取を続けていると、分泌されるインスリンによって、糖質は細胞内へと取り込まれますが、糖質だけではなく脂肪も脂肪組織へと蓄えられるのです。

脂肪組織の増加は、悪玉サイトカインの分泌増加を通して動脈硬化を進行させますから、それだけでエイジングの原因になります。これについては、後で詳しくお話しすることにします。

糖質過剰摂取がミトコンドリアの減少を加速させる

脂肪が燃焼する条件は、絶食時と運動時の二つしかありません。ですから、糖質を過剰摂取している間は、運動しない限り脂肪がミトコンドリアで燃焼することはありません。燃焼する原料はブドウ糖由来の原料のみということです。これは、体にとって極めてリスキーな状況です。もし、そこに低酸素の波状攻撃が襲ってきたなら、高ブドウ糖と低酸素という条件が整ってしまいますから、何度か例に挙げた酵母菌のように、ミトコンドリアの存在価値がなくなり、瞬く間にミトコンドリアは減少します。

そして、低酸素の波状攻撃は、いとも簡単に、たとえば寝ているときでさえも起こりうるのです。睡眠中のＳＰＯ２を測定すると、睡眠時無呼吸と診断されないまでもＳＰＯ２の低下がみられることはよくあります。寝ているときは筋肉が動かないため、血液循環が悪くなり低酸素になりがちなのです。ですから、寝る前に糖質過剰摂取を行えば、ミトコンドリアの減少を進行させることは明らかです。常に糖質の過剰摂取を避けておかなくては、ミトコンドリアの減少を加速することになります。

このように、エイジングスパイラルにとって、糖質つまりブドウ糖の過剰摂取は間違い

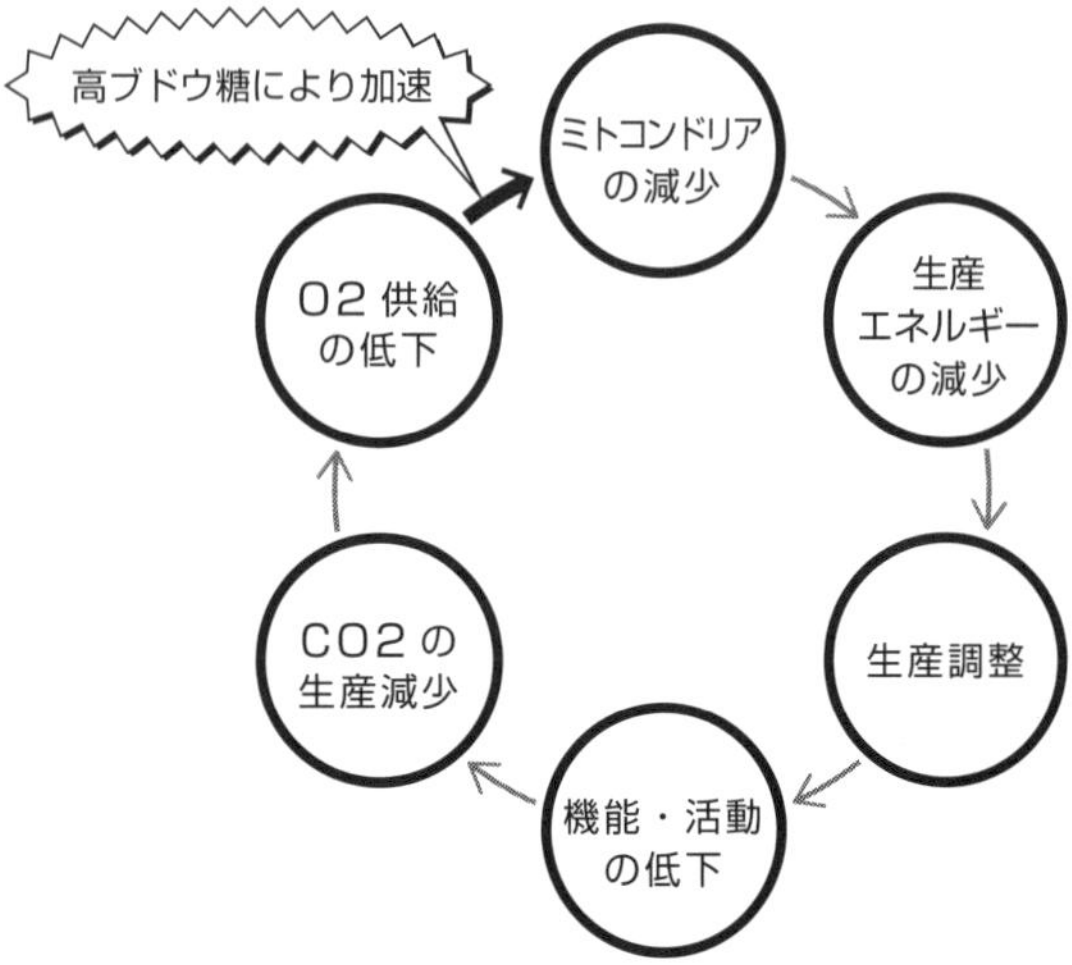

図10

なく加速装置です。（図10）ブドウ糖の過剰摂取はミトコンドリアの減少に寄与するという私の考えは、約十年前『ミトコンドリア不老術』を書いた時点といささかも変わっていません。しかし、その後研究を重ねるなかで、糖質制限がアンチエイジングにトータルとして貢献するかどうかは別であると考えるようになりました。

エイジングスパイラルの加速装置 ～栄養不足

細胞の機能低下を加速する栄養不足

ミトコンドリアの減少という負のエネルギースパイラルを形成するということが、エイジングスパイラル、すなわち老化の本体です。つまり、エネルギーの減少から生産調整を経由し、細胞の機能低下を引き起こすのです。しかし、エイジングスパイラルの本筋とは別のルートで細胞の機能低下を引き起こす要因があります。それが栄養不足です。

なぜ、栄養不足が細胞の機能低下を引き起こすと考えられるのでしょうか。

コレステロールの問題を取り上げてみましょう。血中コレステロールが高いと動脈硬化が進み、心筋梗塞や脳梗塞になりやすいとされています。特に、悪玉コレステロールが高いと、心筋梗塞や脳梗塞などの疾患に罹る率が明らかに高くなることは多くのエビデンスに支えられています。

ところが最近、これとは全く逆の、コレステロールが高い人ほど長寿であるという結果が栄養学会のガイドラインとして発表されました。実際、コレステロールは細胞の重要な構成要素であるばかりか、ホルモンや胆汁酸（※10）などの物質の材料にもなり、体を作るためにはなくてはならない物質です。コレステロールが低いと細胞壁やさまざまな成分が作られず、細胞の機能低下をきたすことは間違いありません。

さらに、80歳を超えた人は、やや太っているほうが長寿であるというデータがあります。また、疾患が最も低い理想のＢＭＩ（※11）は22前後ですが、最も長寿のグループのＢＭＩは軽度肥満とされる25前後だったという研究結果も存在するのです。

このようなさまざまな情報から判断しても、栄養不足は確実に細胞の機能低下を促進させると考えられ、個体としての活動の低下も促進させることは明らかです。

さらに、栄養不足はエイジングスパイラル理論とは別の意味でも、老化に大きく関わっていると考えられます。この点については四章でお話しすることにします。

※10　胆汁酸…胆汁に含まれる有機酸で脂質の吸収に関与する。

※11　ＢＭＩ（Body Mass Index）…体重と身長から算出される肥満度を表す体格指数。

本章のまとめ

ミトコンドリアの減少によるエネルギー不足が老化の原因ですが、そのミトコンドリアの減少は負のスパイラルで進行すると考えています。これが私の考えるエイジングスパイラルの基本形です。簡略化すると、「ミトコンドリア減少」↓「生産エネルギーの減少」↓「生産調整」↓「機能や活動の低下」↓「炭酸ガス生産減少」↓「酸素供給の低下」↓「さらなるミトコンドリアの減少」という流れです。

また、ミトコンドリアの減少が活性酸素の発生を誘発することで、さらなるミトコンドリアの減少を誘うというスパイラルも形成されます。

これらのスパイラルは、血液の循環不全などによる低酸素や糖質の過剰摂取で加速します。さらに、栄養不足は、細胞の機能低下を引き起こす要因となり、エイジングスパイラルを加速すると考えています。

四章

もう一つの老化の原因　栄養不足

エイジングスパイラル脱出の鍵は ものを作り出す力だ！

新陳代謝の平衡こそ永遠の命への道

ミトコンドリアの減少を軸としたエイジングスパイラル理論を持ち出さなくとも、老化とは新陳代謝の衰えだと断言できます。新陳代謝とは、新しいものを作り古いものと置き換えていくことです。常にそれができれば、全体としてみると新しいものと認識されます。新しいものを作る力が衰えてくると置き換えるスピードが遅くなり、全体として古いものになってしまうのです。人の老化とは、全体的に見て古い部分が多い状態といえます。

細菌などの単細胞生命体は分裂を繰り返すため、あたかも永遠の命と錯覚しそうですが、分裂して生まれた細菌は子供にあたるわけで、同じ状態を維持しているわけではありません。細胞自体は新陳代謝を行うことができず、古くなった細胞が新しい細胞に置き換われれば、それはもう新しい生命体です。単細胞生命体に永遠の命など存在しないのです。

しかし、私たちのような多細胞生命体は、細胞の再生を通して新しく作り変えることができます。一つ一つの細胞は壊れても、また新しく細胞が誕生します。壊れる細胞と新たに生まれる細胞の収支がぴったりと合えば、同じ状態を維持することが可能です。

いくつかの細胞が入れ替わっても、それは子供とはいえず、たとえすべての細胞が変わっても、個体として死なない限り私たちそのものです。新陳代謝が平衡していれば、理論上、永遠の命は可能なのです。細胞の分裂回数には限界がある（テロメアの問題※12）といわれますが、癌細胞には細胞分裂の回数に限界がありません。ですから、理論上は可能と言って差し支えないでしょう。

※12　テロメアの問題…DNAの末端部分はテロメアとよばれ、染色体を保護する役割を持っている。テロメアは細胞分裂のたびに短くなり、限度を超えて短くなると構造が不安定になり、細胞はそれ以上分裂できなくなる。

新しくものを作り出すという視点が重要

私たちのような多細胞生命体は、体のありとあらゆる物質を作り出す力があり、新しい細胞さえ作ることができます。私たちの体は、新しく作られた細胞が、古くなり死んでゆく細胞に置き換えられる、新陳代謝の平衡というバランスの上で成り立っています。

たとえば、骨の細胞は骨を作る骨芽細胞と骨を溶かす破骨細胞のバランスで成り立っています。加齢により骨粗鬆症が出てくるのは、両者のバランスがくずれ、破骨細胞が骨芽細胞より優位に働くようになったことを意味するのです。

エイジングスパイラルからの脱出を考える場合、この新しくものを作るという視点は最重要なポイントです。新陳代謝の平衡を保ち、永遠の命を手にするためには、常に新しくものが作られなければならないからです。

さて、ミトコンドリアが減少せず、エネルギーが減少しなければ、何でも作れて生産調整をすることもなく、機能の低下も起こらず、エイジングスパイラルは完全に防ぐことができるのでしょうか。

ところが、世の中はそんなにたやすくアンチエイジングとはいかないのです。

すべてのピースがそろわなければジグソーパズルは完成しない

ここまで、老化とはミトコンドリアの減少や機能低下によるエネルギー不足が原因であり、そのために体がとらざるを得なかった節約モードが老化現象として現れるとお話ししてきました。それならば、エネルギーが満ち足りていれば老化は防げるのでしょうか。

結論から言えば、答えはＮＯです。

私は、体が生命活動を行うことは、さまざまな物質のジグソーパズルを完成させるようなものだと考えています。たとえば、骨のジグソーパズル、血管のジグソーパズル、ホルモンや酵素やコラーゲンのジグソーパズルといった具合です。私たちの体は、毎日休むことなく体のあらゆるパーツのジグソーパズルを完成させているのです。しかも、そのジグソーパズルはピースの数が何百、何千とある超大作です。

生きるということは、古いジグソーパズルを壊し、新しいジグソーパズルを作ることです。生産が破壊を上回れば成長となり、破壊が生産を上回れば老化となるのです。そして破壊と生産が平衡を保てば老化をストップすることができます。

さて、超大作のジグソーパズルを作るにはいったい何が必要でしょうか。寝不足や二日酔いのときなど、とてもじゃないですが作れそうにありません。やはり、エネルギーが満ちあふれていなければ、作る気力さえ起こらないことでしょう。しかし、気力だけで作れるわけではありませんよね。そうです、すべてのピースがそろうことが必要なのです。

同様に、生命活動にとっても、満ち足りたエネルギーは必要不可欠といえますが、必要十分とはいえません。体のあらゆるものを完成させるための、何千からなるピースのすべてがそろわなくてはならないのです。

この章では、この先、

・コラーゲンが作られる仕組み
・ものを作り出す上で重要な物質的環境とエネルギー環境
・主に栄養という側面から見たエイジングスパイラルの堅固さ
・各細胞でのエイジングスパイラル

と話を進めていきます。

少し専門的な話が続きますので、わからないところは読み飛ばしても構いませんが、ぜひ最後まで読んでみてください。

コラーゲンが作られる仕組み

コラーゲンを作るために必要なピースは？

それでは、コラーゲンを作る線維芽細胞を例に、ジグソーパズルを完成させることを考えてみましょう。

まず、細胞にエネルギーが不足していれば、コラーゲンを作ることを少し控えなければなりません。そして、ピースが一つでも欠けると、それは完璧なコラーゲンにはならず、少し弾力がなくなったコラーゲンになってしまいます。年齢を重ねるとともに、肌の弾力が失われるのはそのためです。

線維芽細胞がコラーゲンを作るときに必要なピースがすべて判明しているわけではありませんが、いくつかわかっているものがあります。酸素、ビタミンC、材料であるアミノ酸、二価の鉄イオン、コラーゲンにしか存在していないアミノ酸であるヒドロキシプロリンを合成する酵素、アミノ酸合成に必要なα‐ケトグルタル酸などが、はっきり判明しています。どれ一つ欠けても完璧なコラーゲンは作られないのです。

それでは、ピースが老化とともに一つ欠け、二つ欠けというふうに完全にそろわなくなる原因は何なのでしょうか。酸素、ビタミンC、アミノ酸、二価の鉄イオン、アミノ酸合成に必要なα-ケトグルタル酸について、順にみていくことにしましょう。

酸素が年齢とともに減少する理由

酸素は、ミトコンドリアが大きなエネルギーを作るためには欠かせません。コラーゲンはアミノ酸が大量に重合されて合成されるため、それは大きなエネルギーが必要となります。酸素がなければコラーゲンを作る以前の、細胞の生死にかかわる問題ですが、少し少なくなるだけでも、コラーゲンのような超大作のジグソーパズルは完成しません。少しの酸素不足が最も影響の出やすいのがコラーゲン生成といえそうです。

さて酸素はどのようにして減少するのでしょうか。三章の低酸素の波状攻撃のところでお話ししたように、私たちは常に低酸素の危機にさらされています。年齢とともに、その影響は体のいたるところに現れてきます。

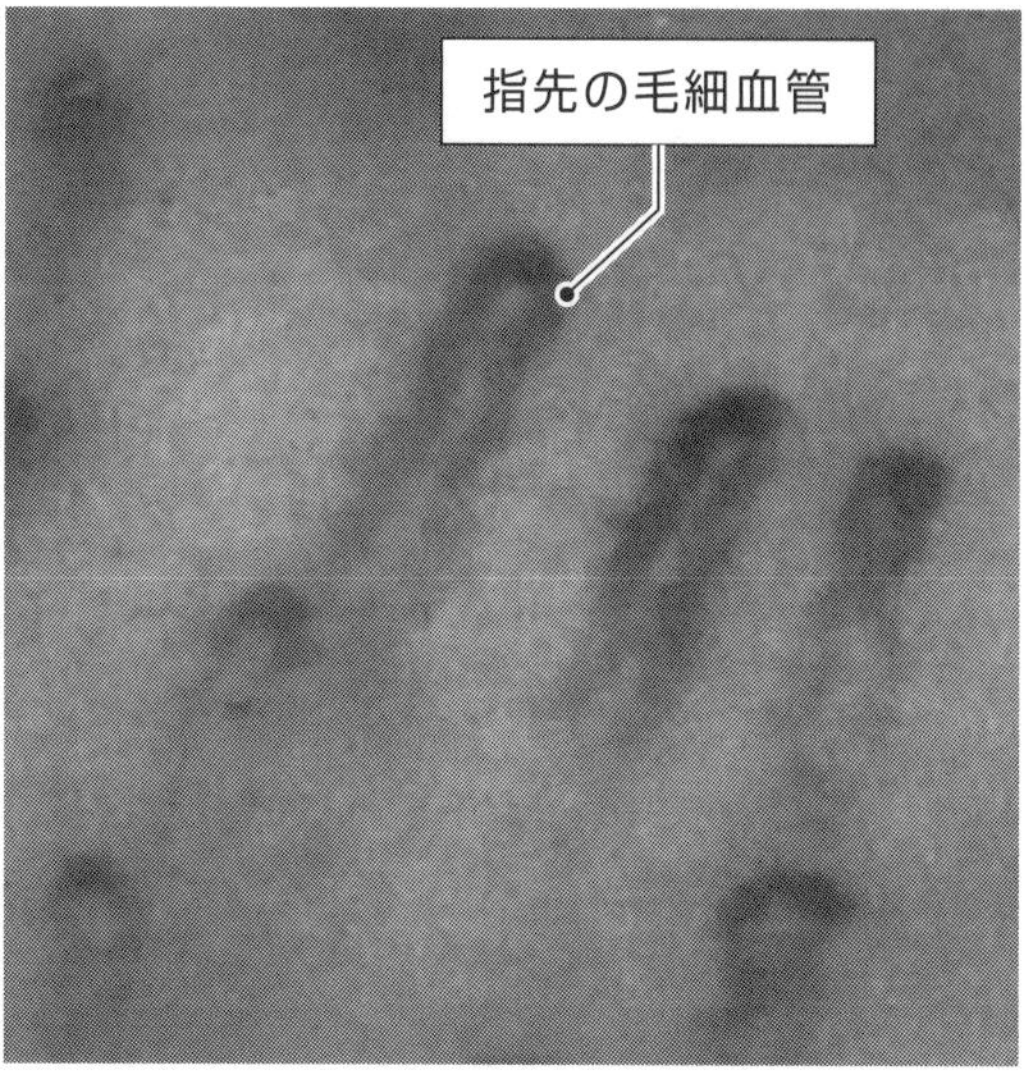

図11

たとえば、毛細血管の変化はそれを明確に示しています。

毛細血管壁を構成している細胞同士の間には隙間や孔が存在し、その隙間から栄養分や酸素が適度に浸透することで細胞に必要な物質が届けられます。もちろん、酸素もこうして届けられるのです。ところが、さまざまな原因で毛細血管壁が傷ついてしまうと隙間や孔が広がり、過度に栄養分・老廃物等が漏れ出てしまうことで末端まで届かなくなります。その状態が続くと、血管が細く狭くなり、やがて血流が途絶えてしまうのです。

この毛細血管の状態をみるために、

指先の毛細血管の末端を拡大して、映像で見ることができる検査があります。図11のように、毛細血管を拡大して見ることができるのです。若い人の血管はきれいなループを形成していますが、年とともに蛇行したり、短いループになったりします。ひどい場合には消失することさえあります。つまり、高齢者では、体の細胞に十分な栄養や酸素が届かなくなっていることを示しているのです。

これは、糖尿病や高血圧、高脂血症、ストレスなどによって血液循環が悪化し、長年にわたって低酸素の波状攻撃を受けてきた結果かもしれません。

皮膚に到達しにくいビタミンC

ビタミンCも、コラーゲン合成には欠かせない成分です。ビタミンCが不足すると血管のコラーゲン生成が衰え、血管の弾力が失われる壊血病という病気に侵されます。現在では栄養状態がよくなり、ビタミンCが完全に欠乏することは少なくなり、壊血病は特殊な状況下でしか見られなくなりました。

しかし、病気を引き起こすほど急激でなくても、老化を引き起こす程度のゆっくりしたビタミンCの減少は、栄養状態のよくなった現在でもよく見られます。

経口摂取（※13）したビタミンCが吸収され、皮膚真皮層（※14）の線維芽細胞にまで到達するビタミンCは1％に満たないと考えられています。老化とともに血管が固くなればば血管の弾力が失われ、なおさら皮膚へのビタミンCの供給は減少することになります。

皮膚の外から化粧品を通してビタミンCを皮膚真皮層に届ける方法もありますが、ビタミンCは浸透性が非常に悪く、やはり1％にも満たないようです。

度々お話ししているように低酸素の波状攻撃によって血管が傷めば、ますます血液循環は悪くなり、ただでさえ皮膚に到達しにくいビタミンCは不足してくるのです。

※13　経口摂取…口から栄養を取ること。

※14　皮膚真皮層…皮膚は外側から「表皮」「真皮」「皮下組織」の3つの層が重なってできており、真皮層は皮膚の大部分を占めている。

アミノ酸のピースをそろえることの難しさ

私たちの体のタンパク質の30％くらいは、コラーゲンでできています。コラーゲンの構成アミノ酸も、完全なピースをそろえることは大変です。

一つ一つの必須アミノ酸（※15）を桶の背板にたとえた「必須アミノ酸の桶」という理論があります。全てのアミノ酸が満たされている桶の高さを作ると、桶の中の水（タンパク質）はこぼれません。この状態のときに、体の中では十分なタンパク質が生成されると考えられています。それに対して、板の長さが一枚でも短い（アミノ酸含有量が一つでも少ない）と、桶の水をいっぱいにすることはできません。短い板に合わせた、つまり少ない量のアミノ酸に合わせた、タンパク質しか生成できないことになります。ですから、体で十分なタンパク質を作るためには、全ての必須アミノ酸を取らなければならないのです。（図12）

しかし、年齢を重ねるにつれ、全ての必須アミノ酸を十分に取れるような食事をすることは難しくなります。年とともに肉食が少なくなることも関係するかもしれません。食事に関しては、後ほどお話ししますが、肉食を勧めているわけではありません。ただ、長寿

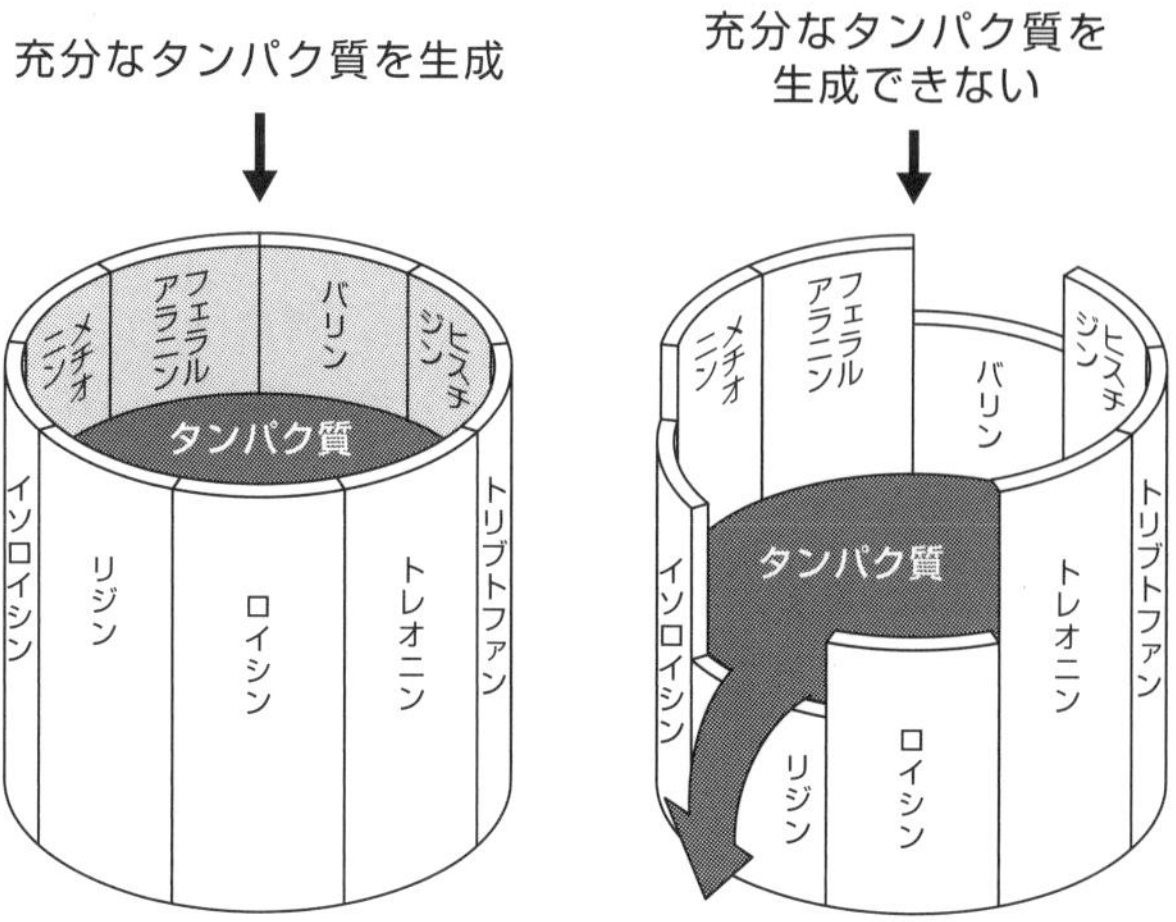

図12

者の中には案外肉が好きな人が多いことも事実です。

また、コラーゲンにはヒドロキシプロリンという特殊なアミノ酸が使われており、プロリンというアミノ酸をヒドロキシ化する酵素が必要になります。消化酵素と違って体の内部で使う酵素は外から摂ることはできません。それこそ線維芽細胞がその酵素を作るためには、遺伝子発現を通して自ら作らなくてはなりません。

酵素もアミノ酸が重合してできた巨大分子ですから、それには大きなエネルギーを作り出す、つまり酸素が必要だと考えられます。ここでも低酸素の波状攻撃が、ピースをそろえることを妨害しそうです。

※15 必須アミノ酸…タンパク質は20種類のアミノ酸のさまざまな配列によって構成されており、そのうち体内で生成することができず、食事からの摂取が必要なアミノ酸を必須アミノ酸という。

二価の鉄イオンやα-ケトグルタル酸のピースは？

二価の鉄イオンはどうでしょうか。

これはヘモグロビンに含まれているイオンなので、貧血でなければ体には豊富に存在します。しかし、貧血や末しょう循環不全などで、局所的には不足するかもしれません。真皮層の循環が悪くなれば鉄イオンは酸化され三価の鉄イオンへと変化し、その部分でのコラーゲンのピースは欠けてしまいます。

また、アミノ酸合成に関与するα-ケトグルタル酸は、ミトコンドリアTCA回路内に存在する物質です。ですから、年をとってミトコンドリアが減少すれば、当然、不足してくるはずです。さらに、これがコラーゲン合成に必要だということは、ミトコンドリア自体がかなり減少すれば、コラーゲンのジグソーパズルのピースはそろわないということだと深読みしてしまいます。

現在わかっている、たった5つのコラーゲン合成に必要なピースだけでも、年齢を重ねるとともに、完全にそろえることが難しくなるといえそうです。

ものを作り出す上で重要な物質的環境とエネルギー環境

エネルギーの寿命は数秒間

細胞のミトコンドリアで作られたエネルギーそのものは、蓄えることができません。遠くへ運ぶこともできないため、すぐにその場で使用しなければなりません。まさしく地産地消のシステムです。しかも、ミトコンドリアで作られたエネルギーの寿命は、驚くほど短く、わずか数秒間だと考えられています。

一日で作られるエネルギーであるATPの重量は、体重50キロの人で約60キロと、体重よりも多い量だといわれています。もしエネルギーの寿命が三日間くらい長ければ、三日間で体重は180キロも増量してしまうでしょう。そうならないのは、エネルギーが一瞬のうちに消費されてしまうからです。

細胞は、今そこにあるエネルギーを使い、今そこにある材料（物質）で細胞に必要なものづくりをしなければならないのです。いくら大きなエネルギーを作れたとしても、その場にコラーゲンを作るためのピースがそろっていなければ、コラーゲンというジグソーパズルは完成しません。できたとしてもいろいろと欠陥のあるコラーゲン、たとえば弾力の劣るコラーゲンになってしまうことでしょう。

ものづくりに使われなかったエネルギーは、熱に変わって体温を温めることに使われます。体温を上げると免疫力が増すといわれていますが、エネルギーを大量に作り出す能力のある人が、体温が高いともいえます。ですから、体温が高い人は十分なエネルギーを作り出す力のある人、あるいは逆にエネルギーを有効利用することができない人ということになります。

今そこにあるエネルギーと今そこにある物質がすべてを決める

長年にわたって、細胞が決める事項は、すべて遺伝子によるものだと考えられてきました。いわゆる「セントラルドグマ説」です。ＤＮＡからｍＲＮＡへと転写され、タンパク質へと翻訳されて、細胞がつかさどるすべての事項が決定されるというものです。このセントラルドグマ説は、現在でも、遺伝子研究における中心的概念です。

しかし、心臓の細胞は胎児のころから拍動を続けており、脳神経細胞は情報の伝達を続けています。それぞれの細胞はすべて同じ遺伝子を持っているはずなのに、全く異なる働きをしているのです。

これらのことは、セントラルドグマ説だけでは説明がつかないため、新しい概念が誕生しました。20年以上前に、細胞生物学者のブルース・リプトン博士が提唱したエピジェネティクス理論です。この理論では、「生命は遺伝子に支配されていない、細胞の状態は細胞をとりまく物質的、エネルギー的な環境によって決まる」としています。

たとえば、コラーゲンを作る遺伝子は設計図にすぎず、設計図に働きかける環境が必要だということです。コラーゲンを作る細胞は、ビタミンＣやアミノ酸、二価の鉄イオン、プロリルヒドロキシラーゼ、酸素などの物質的環境に加え、エネルギー的な環境が整わなければコラーゲンを作り出すことはできないのです。

まさに、今そこにあるエネルギーと今そこにある物質ですべてが決定されるのです。今そこにあるエネルギーがいくら豊富に存在しても、今そこにある物質が栄養素不足で欠乏していれば、細胞は本来の仕事を全うすることはできないのです。

エイジングスパイラルの堅固さ

老化の原因にはミトコンドリアの減少が負のエネルギースパイラルを形成する、いわゆるエネルギー不足の面と、ものづくりにおけるすべてのピースがそろわない、いわゆる栄養不足の面の二つが大きく関与していると話してきました。この二つの面は一見、栄養をつければ解決しそうですが、実際はなかなか両立しがたいのです。

エネルギー不足はいくら食べても解消されないからです。エネルギー生産を決定するのは有酸素活動であり、たくさん食べても脂肪となって蓄えられるだけです。蓄えられた脂肪は、インスリン抵抗性（※16）の増大や動脈硬化の原因になり、エイジングスパイラルを加速します。それどころかたくさん食べること自体が、エイジングスパイラルを進行させてしまうのです。

もう一つの面、栄養不足についてみていきましょう。

ここでいう栄養不足の栄養とは、エネルギーを作り出す材料になるグルコースや脂肪酸のことではなく、アミノ酸やミネラル、ビタミン、ファイトケミカル（※17）など、体の構成成分を作ったり、ものづくりに適した細胞内環境を作ったりする栄養素です。体のあらゆるパーツを作り続けるためには相当な種類、相当な量の栄養素を摂る必要があるでしょう。

しかし、それらをすべて食事から摂取しようとすれば、かなりの大食漢にならざるを得ません。カロリー過多の食事になり、エイジングスパイラルを加速させてしまうのです。二つの面は相反する関係性にあり、決して両立しないのです。しかし、あきらめないでください。どんな食事がいいのかについては、後ほど詳しくお話しします。

同じようなことが、コレステロールについてもいえます。コレステロールは細胞壁やホルモンの重要な構成成分です。細胞が作るものづくりには欠かせない部品であり、そろえなくてはならないピースなのです。一方でコレステロールと動脈硬化とは密接に関連しており、多くのエビデンスに支えられています。動脈硬化が起こると血管の弾力が失われ、血管も傷みます。血流が悪くなり低酸素も誘発され、エイジングスパイラルを加速させてしまうのです。

ところが、高コレステロールの人は心筋梗塞や脳血管障害の発症率が明らかに高いというエビデンスがある一方で、コレステロールがやや高めの人の方が長寿であるとの報告もあります。このことは、動脈硬化によりエイジングスパイラルが進行するのか、栄養素の補給が勝りエイジングスパイラルが遅れるのか、両者のせめぎあいの結果といえそうです。

活動機能の低下はエイジングスパイラルの大きな要を形成しています。しかし、それを解消するために活動を高めると活性酸素が大量に作られ、ミトコンドリアは消滅あるいは細胞の活性酸素死（ＲＯＳ死）が引き起こされ、結果的には機能低下が生じます。同じことが運動についてもいえます。ミトコンドリアを増やそうと運動すれば、活性酸素が発生し、逆にミトコンドリアを減少へ導く力が働いてしまうのです。

カロリー制限を行うことも同様です。カロリー制限によって、ミトコンドリアの減少を抑えようとすれば、体は飢餓の状況と考えるため節約モードへと突入してしまい、細胞の活動や機能は低下を余儀なくされます。結果的に、ミトコンドリアを減らす力が働いてしまうのです。

前章まででお話ししてきたことに加え、さらにここでお伝えしたことで、エイジングスパイラルから抜け出すことの難しさを理解できたでしょうか。エイジングスパイラルは本当に堅固なのです。

※16 インスリン抵抗性…インスリンが効きにくくなり、ブドウ糖が細胞に十分取り込まれなくなった状態で、糖尿病の原因になる。

※17 ファイトケミカル…野菜や果物の色素や香り、辛味、苦味などに含まれる機能性成分で、抗酸化作用を持つものが多い。

各細胞でのエイジングスパイラル

ここまで読まれた方は、私の考えるエイジングスパイラル理論の輪郭をおわかりいただけたかと思います。ここからはさらに、各細胞のエイジングスパイラルについて、お話ししていきます。

真皮層の線維芽細胞、血管の内側にある線維芽細胞、皮膚細胞、SOD酵素（※18）、成長ホルモン、女性ホルモン、心臓の細胞、脳の神経細胞について、それぞれ順に説明していくことにします。具体的な説明によって、より理解が深まると思いますので、繰り返しになりますが、ぜひ読んでください。

※18　SOD酵素…体内で過剰となった活性酸素を取り除く働きがある抗酸化酵素。

真皮層の線維芽細胞でのエイジングスパイラル

真皮層に線維芽細胞という細胞が散在しています。この細胞の主な役割はコラーゲンやエラスチンを作り、損傷した皮膚の修復、皮膚の弾力を維持することです。

線維芽細胞は心筋細胞や神経細胞などに近く、分裂を繰り返すことが主目的の細胞ではありません。持続力が大切なため、エネルギー源は主にミトコンドリアであり、そのため豊富にミトコンドリアが存在しています。

ミトコンドリアの電子伝達系の呼吸鎖は、電子と酸素を取り扱うところですから、いくらミトコンドリアが「酸素取扱い専門技術者」であったとしても、確率論的に活性酸素が発生することを避けることはできません。それだけではなく、真皮層線維芽細胞には、紫外線など細胞外部からの刺激によっても活性酸素は発生します。

活性酸素による障害を最初に受けるのは、細胞核膜で守られたDNAではなく、むき出しになったミトコンドリアDNAです。障害の程度が軽ければ障害部は修復され、何の問題も生じません。しかし、ある程度以上のダメージが生じると修復に費やす労力がかさむため、ミトコンドリアは修復をあきらめて自死の道を選択します。何しろ一つの細胞の中にミトコンドリアは何百何千と存在するので、一つや二つのミトコンドリアがなくなってもあまり影響がないからです。人海戦術と自己犠牲の精神です。

細胞にとっては、細胞核にある本来のDNAの方が大切であり、守らなければならないものなのです。ＤＮＡ変異が大きくなれば、本来の仕事ができなくなるばかりか癌化の問題もあり、大変なことになります。あえて、核膜でまもられていないミトコンドリアＤＮＡが率先して障害を受けることで、本来の細胞核内ＤＮＡの障害の蓄積を回避しているのではないでしょうか。毒ガスの検知に用いられるカナリアのようです。

現実には、このような活性酸素は日々発生しているわけで、線維芽細胞のミトコンドリアは少しずつ少しずつ減少していきます。ミトコンドリアの減少により、ミトコンドリアに入ってくる食事由来のピルビン酸そしてアセチルＣｏＡが、少なくなったミトコンドリアへ集中するため渋滞が起こります。そのため、ＴＣＡ回路では炭酸ガスや水素が不規則に作られ、電子伝達系でも電子の渋滞が生じてしまいます。

炭酸ガスや水素が過不足なく作られ、炭酸ガスに導かれ赤血球から放たれた酸素と水素由来の電子がスムーズな流れの中で合体反応できれば活性酸素は生じにくいのですが、少しでもリズムが狂えば電子はスピンアウトし活性酸素が作られてしまうのです。そしてまたこの活性酸素によってミトコンドリアはさらに減少するという悪循環に陥るのです。エイジングスパイラルの始まりです。

このように真皮層の線維芽細胞のミトコンドリアが減少するスパイラルが形成される

と、繊維芽細胞の生産できるエネルギーはどんどん減少していきます。線維芽細胞が生き残るためには、コラーゲンの作る量を加減して細々やっていくしか方策はありません。コラーゲンやエラスチンがしっかりと作られなければ皮膚の弾力が失われ、たるみやしわが出てしまうのです。

血管の内側にある線維芽細胞のエイジングスパイラル

線維芽細胞は血管の内側や骨にも存在します。同じ線維芽細胞でも血管の内側にある線維芽細胞は、真皮層のものとはまた違ったエイジングスパイラルを形成します。

真皮層と同じようにコラーゲンを作っており、その重要性は想像に難くありません。活性酸素の影響で血管の線維芽細胞内のミトコンドリアが減少あるいは機能低下が起こったとしましょう。ミトコンドリアの減少はエネルギー生産の減少、続いて、それに伴う生産調整を余儀なくされます。血管の線維芽細胞なら血管の内側のコラーゲンを作ることを加減しなければなりません。血管のコラーゲンが減少すれば、血管の弾力が失われてくるので、動脈が硬く変わる、つまり動脈硬化が進行するということです。

そうなると、血流を維持し体の隅々まで新鮮な酸素、栄養素を送り届けるという血管としての機能の低下が起こります。心臓から送り出された血液は、心臓の拍出する力だけでは体の隅々まで到達するのは困難で、血管に弾力があって初めてできるのです。弾力で膨らんだ血管が収縮するときに血液が送り出されるからです。

ミトコンドリアTCA回路内で炭酸ガスが作られ、酸素を呼び込んでエネルギーを作ろうとしても、血液循環が悪く酸素がやってこなければ電子伝達系の最終段階で電子を受け止めることができずに、電子の暴走を許してしまい活性酸素が生じることになります。

血管の機能低下によって、ミトコンドリアはさらに減少するというエイジングスパイラルを形成するのです。そして、この血管の機能低下は、すべての細胞に機能低下という影響を及ぼすことは言うまでもありません。

皮膚細胞のエイジングスパイラル

皮膚細胞はどうでしょうか。ここでいう皮膚細胞とは表皮基底細胞（※19）のことです。

皮膚細胞は分裂を繰り返し、皮膚の表面を常に新しい細胞に置き換えていき、28日の皮膚のターンオーバーを形成します。絶えず分裂を繰り返し、皮膚を常に新しく作り替えていくのが仕事です。そうすることによって、さまざまな外界の刺激にさらされ傷ついた皮膚を垢として排泄し、新しい皮膚に入れ替えるのです。あるいは基底層で生まれたメラニン色素や老廃物、あるいはそこで芽生えてしまった癌細胞などを体の外へと排泄するために、皮膚細胞は分裂を繰り返すのです。

分裂を繰り返す細胞のエネルギー生産は解糖系が中心になりますが、ミトコンドリアでも当然、エネルギーを生産しています。

皮膚は紫外線などによる刺激を受け、発生した活性酸素が皮膚細胞のミトコンドリアを傷つけます。それが積み重なってくると、やがてミトコンドリアの機能低下や数の減少が起こるのです。

ミトコンドリアはエネルギーを作る器官ですから、数の減少はエネルギーの減少へとつながります。エネルギーが減少すれば、個々の細胞は少ないエネルギーの中で何をすべきか、あるいは何を作るべきかと選択しなければなりません。

しかし、もしこの細胞の作るエネルギーが減少してしまったなら、しかたなく分裂の速度を落とさざるを得なくなります。なにしろエネルギーが枯渇してしまえば、細胞死しかありません。そうならないように、分裂の速度を緩めて対応するしかないのです。その結果、皮膚細胞のターンオーバーは28日周期から40日、60日と長くなるのです。ターンオーバーの延長はメラニン色素や老廃物、あるいは癌細胞の表皮内に停滞する期間の延長を意味するため、シミやくすみなどの老化現象が現れるほか、芽生えた癌も増えやすくなるのです。

さてここからがエイジングスパイラルの始まりです。エネルギーの減少で分裂速度を緩やかにせざるを得なくなった皮膚細胞からは、ミトコンドリアが活動したことの証しとされる炭酸ガスの生産（排出）が減少しています。炭酸ガスがあるところに赤血球が酸素を供給してくれるのですが、炭酸ガスがなければ、赤血球は酸素を落としてくれることなく素通りして去っていきます。炭酸ガスがなければ酸素はやってこないのです。

結果的に、個々の細胞当たりの酸素濃度が低下して、ミトコンドリアの減少につながります。こうして、エネルギー不足のために節約モードをとらざるを得なくなった皮膚細胞の活動は低下し、皮膚細胞内の酸素の低下を招き、さらなるミトコンドリアの減少を引き起こすというエイジングスパイラルを形成しています。

※19　表皮基底細胞…表皮は肌の外側から順に、角層、顆粒層、有棘層（ゆうきょくそう）、基底層

の４つの層で構成されている。

ＳＯＤ酵素のエイジングスパイラル

全ての細胞で作っているＳＯＤという酵素にも生産調整は起こります。ＳＯＤというのは、活性酸素を消去してくれる抗酸化酵素の代表で、いわばセキュリティのようなものです。

大きな財力（エネルギー）があればセキュリティ対策（ＳＯＤ酵素を作る）をする余裕もあるのですが、生きていくのがやっとの状態であれば、生命の危機が優先され、セキュリティ対策どころではありません。そう考えると、ＳＯＤ酵素はエネルギーの低下が起これば真っ先に生産調整を受けそうなところです。

実際、ＳＯＤ酵素は年齢とともに減少し、90歳くらいになると10分の1程度に減少します。ＳＯＤ酵素が減少すれば、当然、活性酸素が増加します。活性酸素の90％以上がミトコンドリアで発生することを考えれば、ミトコンドリアの機能は低下し、あるいはミトコンドリアの死を起こし数の減少が起こることは明らかです。細胞自体がアポトーシス（※

20）を起こして死滅するかもしれません。ＳＯＤ酵素を作る細胞の機能低下が、直接ミトコンドリアの機能低下や数の減少に結びつくエイジングスパイラルの形成といえそうです。

※20　アポトーシス…細胞が、個体をより良い状態に保つために、細胞自体に組み込まれたプログラムによって積極的に引き起こされる死に方。

成長ホルモンのエイジングスパイラル

成長ホルモンは、もう体が大きくなる必要のない年代になると急激に減少するため、遺伝子的に生産調整されている可能性が高いと思います。しかし、50歳になってもまだ作られているわけですから、エネルギー不足による生産調整を受けている可能性は十分考えられます。

生産調整の結果、成長ホルモンの減少が生じると、それに連動してＩＧＦ－１（※21）が肝臓で作られなくなり、同じくＩＧＦ－１の減少に連動して、筋肉も減少することになります。筋肉が減少すれば、その筋肉内にあったはずのミトコンドリアが減少します。筋肉細胞の機能低下が、ミトコンドリアの機能低下や数の減少を起こすエイジングスパイラルを形成するのです。

筋肉の減少はロコモティブシンドローム（※22）を引き起こします。つまり、活動の低下そのものです。活動の低下は、活動した証しとしてのミトコンドリアの炭酸ガスの生産を減らし、その炭酸ガスを目印に放たれる酸素の減少を招きます。酸素濃度の低下はミトコンドリアの機能低下や数の減少を起こすエイジングスパイラルを形成します。

成長ホルモンはＩＧＦ－１だけに影響するわけではありません。実に多くのホルモンに影響を与えています。さまざまなホルモンの司令塔のような存在ですから、その影響力は体全体に及ぶことになります。

※21　ＩＧＦ－１…インスリンによく似た化学構造をもつペプチドで、食物を食べることで栄養成分が血中に増加してくると、これを検知して各細胞を活性化させる。

※22　ロコモティブシンドローム…運動器（骨、関節、筋肉、神経など）の障害のために移動機能の低下をきたした状態。

女性ホルモンのエイジングスパイラル

女性ホルモンを作る細胞にエネルギー不足が生じると、当然、女性ホルモンの生産減少という生産調整が入ります。もちろん子供を産むことができない年代になると、遺伝子的に閉経というシステムが組み込まれていると思われますが、その後もゆっくりと減少していくのは、エネルギー不足による生産調整も大きな要因の一つといえるでしょう。

女性ホルモンは乳房の発達から皮膚、骨、筋肉、脳、自律神経など多岐にわたり影響を及ぼしますが、なかでも女性ホルモンが減ると骨粗鬆症になりやすいことは、よく知られています。女性ホルモンであるエストローゲンは骨吸収を抑制し、骨形成を促進する役割を果たしているため、骨吸収が骨形成を上回り骨粗鬆症が進行してしまうのです。つまり、骨というものづくりが負に傾いてしまうということです。骨粗鬆症は、歩行時の痛みや行動力の低下につながりますから、活動の低下が起こることになります。

活動の低下は炭酸ガスの生産抑制から酸素不足を経て、ミトコンドリアの減少を招きエイジングスパイラルが形成されます。活動の低下が起こると、筋肉もやせ細り、筋肉細胞のミトコンドリアの直接的な減少にも結び付いていくのです。エイジングスパイラルが幾重にも重なっているのです。

心臓の細胞のエイジングスパイラル

心臓の細胞にも、活性酸素によるミトコンドリアの機能低下やミトコンドリアの減少は起こります。もともと心筋細胞はミトコンドリアが多く、その栄養はほぼミトコンドリアによる呼吸系で行われています。エネルギー源もブドウ糖ではなく脂肪酸が用いられています。ですから、解糖による乳酸が作られることも原則ありません。乳酸が作られ心筋が酸性に傾くと活動が停止し、それこそ命の危機になってしまいかねないからです。

脂肪酸は体脂肪など一度脂肪が蓄えられた脂肪が、心臓の運動（収縮による活動）によって血中に溶け出たものです。心筋細胞のミトコンドリアの中に入ってきた脂肪酸はβ酸化（※23）を経てアセチルＣｏＡになり、ＴＣＡ回路を作動してエネルギーを作ります。

栄養源が脂肪酸であっても活性酸素が作られることは全く同じです。ＡＴＰがブドウ糖に比べて大量に作られることから、むしろブドウ糖からエネルギーを作るときより多くの活性酸素が発生する可能性があります。いずれにしても、ミトコンドリアは徐々に機能低下や数の減少を起こします。

ただ心臓は極めてミトコンドリアが多く、ミトコンドリアの減少が表面化するまでは相当の期間を要すると考えられます。あるいは、常に有酸素運動をしているために、ミトコンドリア新生が起こっているのかもしれません。ですから、他の細胞に比べてエイジングスパイラルは形成しにくいと考えられますが、それでもミトコンドリアの減少が進んでくると、やはりエネルギー不足が現れることになり、生産調整を余儀なくされます。

心筋細胞の仕事は収縮することなので、生産調整は収縮力の低下という形で現れます。収縮力の低下は心臓の機能低下、不整脈の出現、そして循環不全へとつながります。循環不全は全身の細胞のミトコンドリアへの酸素や栄養素の供給不足を意味し、さらなるミトコンドリアの減少を招き、エイジングスパイラルを形成します。

※23　β酸化…脂肪酸の代謝経路の一つで、脂肪酸のカルボキシル基のある側から炭素2個ずつが切断されてアセチルＣｏＡになるという経路。

脳の神経細胞のエイジングスパイラル

脳の神経細胞も、ミトコンドリアがとても多いところです。つまり、エネルギー生産はミトコンドリアでの「ATPの合成（酸化的リン酸化）」に大きく依存しています。心臓とは異なり、エネルギー源はブドウ糖あるいは絶食時などではケトン体（※24）です。ケトン体が使われるのは、脂肪酸はそのままでは血液脳関門（※25）を通過することができず、神経細胞の直接のエネルギー源にはならないからです。脳神経細胞のエネルギー生産は、酸化的リン酸化に大きく依存しているにもかかわらず、エネルギー源が一つ少ないという不安定さがあります。

このシステムは神経細胞のミトコンドリアにとってはリスキーです。ブドウ糖が多く脂肪酸が来ないわけですから、酸素が少なくなるともろにミトコンドリアが使われずにエイジングスパイラルを形成することになります。この不安定さが活性酸素を生み、ミトコンドリアは減少し始めるのです。そのため、ほかの細胞に比べてエイジングスパイラルに陥りやすいといえます。

脳神経細胞についてはそのエネルギー政策を正確に知らないと、全く考え方が変わってしまうため、私の考えを改めて別の機会で詳しくお話ししたいと思います。

※24　ケトン体…脂肪の合成や分解における中間代謝産物。

※25　血液脳関門…神経細胞にとって必要のない血液中の物質を容易に通さない障壁のような仕組み。

本章のまとめ

私たちには体のあらゆる物質を作り出す力があり、新しく作られた細胞が古くなり死んでゆく細胞に置き換えられる、新陳代謝の平衡の上で成り立っています。ものを作り出すためにはエネルギーと栄養（体のパーツづくりに必要な栄養素）が必要です。ですから、この2つがそろえば、常にあたらしいものを作り出すことができ、老化をストップできるように思えますが、たくさん食べたからといって、この2つがそろうわけではありません。

なぜなら、ミトコンドリアのエネルギー生産量を決定するのは有酸素活動だからです。いくら食べてもエネルギー不足は解消されませんし、体のパーツをつくるために十分な栄養を摂ろうとしたら、カロリー過多になってしまいます。どちらにしても、エイジングスパイラルを加速させてしまうのです。そして、これと同様のことは体の各部位で起こります。このように、エイジングスパイラルは堅固で抜け出すことは容易ではありません。

コラム

炭酸パック開発秘話

私がエイジングスパイラル理論を構築することができたのには、理由があります。きっかけとなったのは、「炭酸パック」の開発でした。この化粧品を発明し、その効果が発揮されるメカニズムを追求するなかで、老化の仕組みの鍵となるミトコンドリアに着目したのです。

そこで、「炭酸パック」発明から、エイジングスパイラル理論着想までの経緯をお話しすることにします。

床ずれの治療法に発想を得て、炭酸ガスの効用を活かした化粧品に

「炭酸パック」は、炭酸ガスをジェルに封じ込めてお肌に塗布する化粧品です。

実はこの製品は、介護の現場での床ずれ（褥瘡）ケアから発想を得ています。炭酸入浴剤をお湯に溶かし、ガーゼに含ませて患部に当てる治療法です。入浴剤を用いいただけの治療法であるのに、炭酸ガスの血流促進効果によって思いのほか効果をあげていたのです。炭酸ガスをなんとか皮膚疾患の治療に活用できないだろうかと考え、研究が始まりました。

炭酸効果を長持ちさせるためには、ジェルにするのが良いと考え、試行錯誤するなかで誕生した「炭酸パック」を、アトピーや火傷の治療に用いたところ、高い効果がありました。

当時、私は継続使用の効果を確認するために、片頬だけに塗布を続けていましたが、数ヶ月後に、そちらの頬だけが肌が若々しく、引き締まっていることに気づいたのです。そこで、この美容効果を活かした製品開発を進め、１９９９年に化粧品として発売しました。

アンチエイジングの鍵はミトコンドリアにある？

「炭酸パック」の美容効果は実感したものの、開発当初は、それがどのようなメカニズムによるものなのか、十分に説明することは困難でした。炭酸ガスが血液の循環を良くすることはわかっていましたが、それだけでこれほどの効果が得られるものなのだろうかと疑問がわいたのです。

まず、細胞に酸素を取り込むために、炭酸ガスが大きな働きをしていることは明らかです。そして、細胞に酸素がたくさん取り込まれたことが、お肌のアンチエイジング効果につながると考え、研究を重ねました。

その結果、細胞内のエネルギーを作り出すミトコンドリアの存在に行き着きました。ミトコンドリアはエネルギーを作り出すのに不可欠なものです。酸素が多ければ多いほど作られるエネルギー量も増え、それが体を健やかに若々しくする、すなわちアンチエイジングのために使われているという理論にたどり着いたのです。

これが、私のエイジングスパイラル理論の基礎になりました。

「炭酸パック」のメカニズム

あらためて、「炭酸パック」が、お肌のアンチエイジングに、高い効果を発揮する仕組みをお話ししましょう。

炭酸ガスの働きによって、酸素をたくさん受け取った細胞は、ミトコンドリア内でエネルギーをたくさん生産し、新陳代謝を高めます。同時に炭酸ガスが真皮層の細胞にも届き、ここに十分な酸素が供給されることで、コラーゲンやエラスチンなど、肌のつややハリにかかわる物質が豊富に作られるのです。

このように、「炭酸パック」は肌表面だけに働きかけるのではなく、本来私たちが持っている肌をきれいに保つ機能を引き出し、細胞レベルでのアンチエイジングを可能にしました。

炭酸パックの優れている点は、その効果の高さだけでなく、エビデンスがしっかり取れていることにあります。人間が本来持っている仕組みを巧みに応用しており、将来、医薬品として生まれ変わることも期待されています。

五章

エイジングスパイラルからの脱出
（総論）

エイジングスパイラルからの脱出は可能なのだろうか？

アンチエイジングを考える場合、エイジング（老化）がどのようなメカニズムで起こっているのかを知らなければ、正しく対処することはできません。ここまでエイジングスパイラルという老化理論をお話ししてきましたが、この章では、この理論をベースに、老化から脱出するさまざまな方法を見直し、考え直してみたいと思います。

ここでもう一度、エイジングスパイラル理論を簡単にまとめてみます。

活性酸素などによりミトコンドリアの減少が起こると、やがて、必ず生産するエネルギー不足が現れます。このエネルギー不足によって、取らざるを得なくなった細胞の節約行動が老化現象です。そして、その活動の低下は、活動の証しとしての炭酸ガスの低下をもたらし、そのことがさらなるミトコンドリアの減少を引き起こすという悪循環が形成されてしまうのです。

ミトコンドリアの減少によりエネルギー不足が生じると、生産調整が余儀なくされます。生産調整の結果、活動の低下、機能の低下をきたし、ひいてはさらなるミトコンドリアの減少へとつながっていくという、また別の悪循環を形成します。

そのほかにも、遺伝子的に組み込まれた老化もあり、幾重にもエイジングスパイラルが待ち受けているのです。

はたして、エイジングスパイラルから脱出することは可能なのでしょうか。

大きなエネルギーは何でも作る余裕がある

ミトコンドリアは、赤血球を除くほぼすべての細胞にあります。赤血球は酸素をミトコンドリアに運ぶことが仕事です。ここにミトコンドリアがあると、配達人が配達する商品を消費するようなものですから、これは当然かもしれません。

もし、赤血球を除くすべての細胞について、ミトコンドリアへの道を太くすることができるなら、細胞は大きなエネルギーを獲得でき、思う存分その細胞の役割を果たすことが可能になります。たとえば、コラーゲンを作る繊維芽細胞は、コラーゲンを思う存分作り続けることができるのです。

もちろん、腕の筋肉などは、心臓の筋肉のように一生動き続ける必要はありません。寝ている間などは全く動かなくていいですし、瞬発力が要求されることの方が多いでしょう。ですから、遺伝子的にも、素早くエネルギーを作ることができる解糖系が発達するように設計されているに違いありません。すべての細胞が、心筋細胞のようにミトコンドリアをフル活動するように設計されているのではなく、それぞれの細胞の役割に応じて設計されています。

しかし、私はあえてここで強調したいと思います。一部の筋肉細胞を除いた一般的な細胞が、その活動やその機能を維持継続するためには、瞬発力は決して必要ではなく、持続可能なエネルギー供給こそ望まれているのです。

活動や機能が継続維持できなくなることが老化であると考えると、老化を防ぐためには持続可能なエネルギー政策、つまり、ミトコンドリアを駆使した余裕のあるエネルギー供給が必要です。そして、すべての細胞において、ミトコンドリアへの道を太くすることは可能です。実際、内臓の細胞は、一般の筋肉細胞に比べて細胞1個当たりのミトコンドリアの数は多いのです。

エイジングスパイラル脱出のための栄養摂取のあり方

低ブドウ糖と高酸素という条件で、ミトコンドリアを鍛えることができる

一つだけエイジングスパイラルから脱出できるヒントがあります。何度かお話ししましたが、もう一度触れておきます。

通常、無酸素の状況下でエネルギーを生産している（ミトコンドリアとは全く縁のない）酵母菌を、さまざまな条件下で培養するなかで、低ブドウ糖と高酸素という条件下で培養したとき、なんとミトコンドリアと考えられる小器官が増加しているのです。つまり、ミトコンドリアは鍛えることができるということです。

エイジングスパイラルの中心となるミトコンドリアの減少を、増やす方向に変えることができれば、スパイラルは逆方向へと動きだす可能性があります。ミトコンドリアを鍛え、エイジングスパイラルから脱出する方法は、酵母菌の実験に大きなヒントがあります。低ブドウ糖と高酸素という条件下でミトコンドリアが増えたのですから、この二つの条件がミトコンドリアを鍛える方法なのです。

エイジングスパイラルの図（88頁　図10）を思い出してください。スパイラルの最後の要が低酸素で、加速装置として高ブドウ糖があります。そして、このままミトコンドリアの減少へと反応が進んでしまいます。ここを逆にすることができれば、ミトコンドリアの減少を防ぎ、ミトコンドリアを増やすこと（ミトコンドリアの新生）ができるのです。

あらためて私は、低ブドウ糖、高酸素は、ミトコンドリアを増やすことに必要不可欠であり、それがエイジングスパイラル脱出のヒントになると考えています。

低ブドウ糖がいいのか？　低カロリーがいいのか？

エイジングスパイラルから抜け出すためには低ブドウ糖が必須です。しかし、これは酵母菌の実験から導き出した答えであって、別にここを低カロリーにしても、酵母菌にとっては同じことです。酵母菌は、もともとブドウ糖でエネルギーを作っているので、低ブドウ糖は低カロリーとイコールなのです。

「アンチエイジングにいいのは低ブドウ糖ですか、それとも低カロリーですか？」

こんな問いかけをするのは、アンチエイジングにいいのは低カロリーとする論文が大半を占めているからです。低ブドウ糖（低炭水化物）とする文献は、ほとんどがダイエットに関するものです。

低ブドウ糖なのか、低カロリーなのかを理解することは、エイジングスパイラルを抜け出すためには避けて通ることはできない問題です。エイジングスパイラル理論を通して考察してみましょう。

ブドウ糖摂取が少ないと脂肪が燃焼を起こす

ブドウ糖過多と低酸素が合わさったとき、ミトコンドリアの急激な減少がみられ、解糖系からミトコンドリアへの扉が狭くなります。ですから、エイジングスパイラルを抜け出す食事は、低ブドウ糖食であることが肝心で、低カロリー食ではないと考えられます。では、低ブドウ糖であれば、高脂肪食つまり高カロリーでも、ミトコンドリアの減少は避けられるのでしょうか。

脂肪酸はブドウ糖と並び代表的なエネルギー源ですが、食事で摂った脂肪酸が直接TCA回路を流れていくわけではありません。一旦、中性脂肪となって体脂肪として蓄えられます。そして、空腹時あるいは運動時に、体脂肪として蓄えられた中性脂肪が脂肪分解酵素によって脂肪酸となり、ミトコンドリアに運ばれるのです。一旦、蓄えるという行動をとるため、活動に見合った脂肪を溶かして必要最低限の脂肪酸が供給されます。製品をいったん倉庫に保管して、売れた製品をその都度出荷するという仕組みと同じです。

エネルギーを作る2大栄養であるブドウ糖が少なくなるわけですから、もう一つの栄養（脂肪酸）をフルに活用しなければなりません。ブドウ糖を制限すると、体は血糖を上げようとして、さまざまなホルモン（グルカゴン、アドレナリン、コルチゾールなど）が分泌されます。

そのホルモンによって脂肪細胞にあるホルモン感受性リパーゼが活性化され、中性脂肪（トリグリセライド）が脂肪酸とグリセロールに分解されます。その脂肪酸が最寄りの細

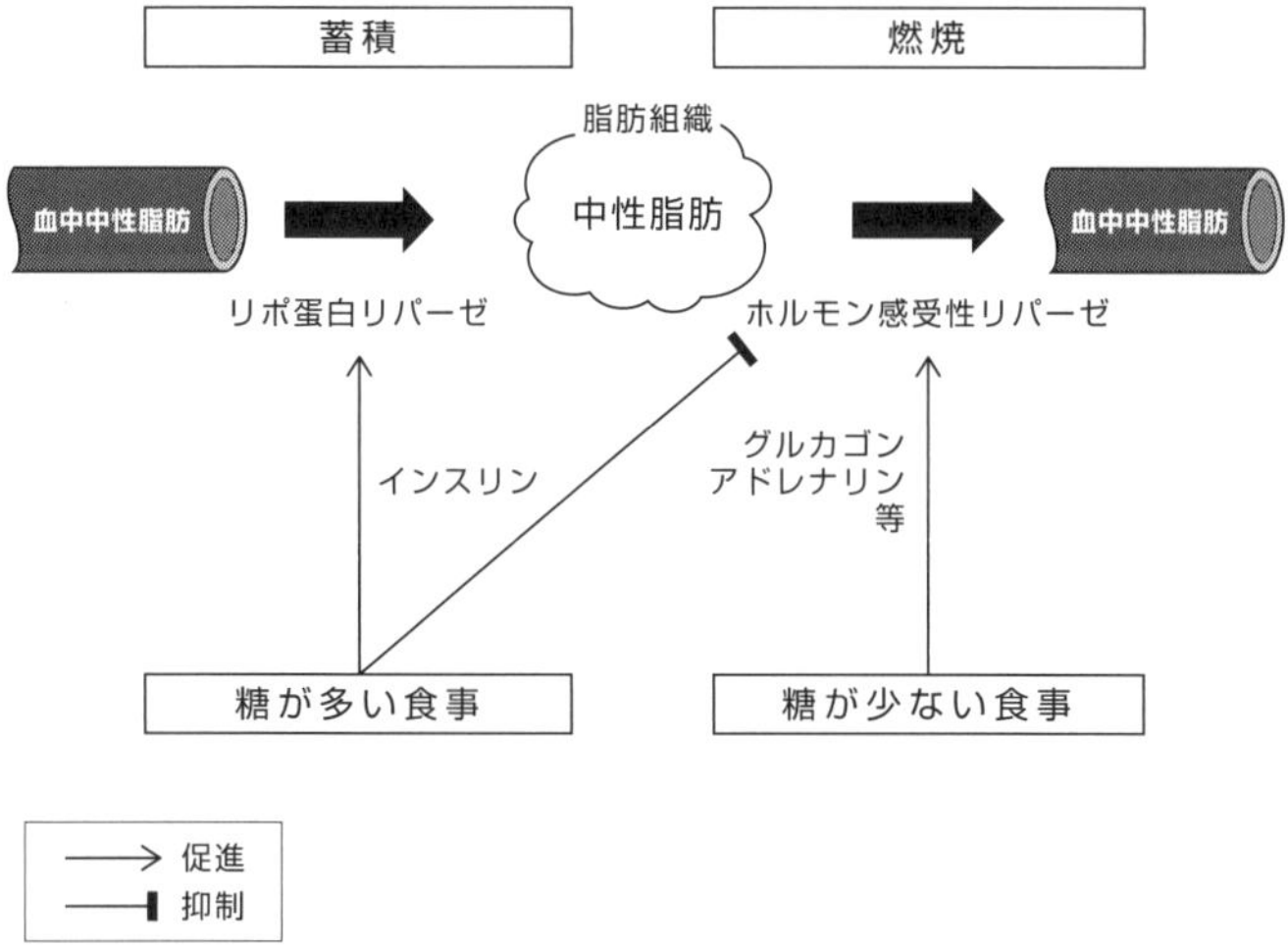

図13

胞に運ばれ、細胞内ミトコンドリアで燃焼するのです。(図13)

インスリンはこのホルモン感受性リパーゼを抑制します。ブドウ糖摂取が少なくなるとインスリンは分泌されず、ホルモン感受性リパーゼは活性化されます。

つまり、たくさんブドウ糖を食べれば、インスリンが大量に分泌されて脂肪酸が燃焼されなくなり、ブドウ糖摂取が少ないとインスリンが分泌されずに、代わりに脂肪が燃焼を起こすと考えられています。

中性脂肪代謝にもインスリンが関与

ここでは、もう一つ別の視点で、中性脂肪代謝をみてみましょう。

そもそも脂肪酸は脂ですから、血液には溶けません。血液に溶ける形に変えないと細胞へと運ぶことができないので、タンパク質と結びついて、キロミクロン（※26）やＶＬＤＬ（超低密度リポタンパク質）、ＬＤＬ（低密度リポタンパク質）といった、リポタンパク質になることが必要になります。これらのリポタンパク質に形を変えても、脂肪は非常に酸化されやすい特徴があります。ＬＤＬが悪玉コレステロールといわれるのも、酸化して動脈硬化やプラーク形成を起こすからです。

このことを踏まえて、代謝の過程をみていきましょう。

食事で摂った脂肪は、小腸粘膜でトリグリセライド（中性脂肪）、キロミクロンに合成され、門脈あるいはリンパ管、静脈を経由して肝臓へ運ばれます。肝細胞内でＶＬＤＬ、ＬＤＬの形に化学的に変化させて全身の組織に運ばれていくのです。

キロミクロンはこのままでは脂肪細胞の中へは入ることができません。毛細血管内皮細胞にあるリポタンパクリパーゼの作用で、再び脂肪酸とグリセロールに分解されて脂肪細胞の中へと入っていくのです。

インスリンはこの酵素（リポタンパクリパーゼ）の働きを活性化し、ブドウ糖の細胞内取り込みのみならず、脂肪酸までも脂肪細胞の中へ取り込むのです。

※26　キロミクロン…血中に存在し、食事由来の脂質運搬役として働くリポタンパク質のうち、比較的大型（直径50～1000㎚）で比重が小さいもの。

低ブドウ糖高脂肪酸の食事は？

いまお話ししたブドウ糖と中性脂肪の代謝の仕組みを念頭に、あらためて、ブドウ糖摂取が少なく、脂肪摂取が多い場合を考えてみます。

血糖値は低いのでインスリンは分泌されず、リポタンパクリパーゼによる反応を抑制してしまいます。結局、主に中性脂肪からできているキロミクロンは分解されることなく行くあてのないまま血液中をさまよい、血液中にはキロミクロンが非常に多い状況が作られるのです。

このように、長く血液内に脂が留まる状況は、エイジングの観点からは、極めてリスクのある状態だと言えます。血管内は食事からの中性脂肪と脂肪組織からの脂肪酸であふれかえり、乳ビ血しょう状態（※27）が長く続きます。いわゆるドロドロ血の状態で血液循環は悪くなるからです。また、脂肪はとても酸化しやすく、動脈硬化を進行させるのです。

さらに現時点では、低ブドウ糖、高脂肪酸という食事は、エイジングスパイラルの本筋を進行させることはありませんが、血液循環が悪くなることでエイジングスパイラルを加速進行させる可能性があります。

アンチエイジングにとって一長一短あり、素直にいいとは言えないと考えられます。

※27　乳ビ血しょう状態…脂肪があまり分解されず血液中に残っているため、血液の上澄み部分が白濁して見えること。

結局は、菜食中心・低カロリーが長寿の条件

一概には言えませんが、低炭水化物ダイエットを徹底的に実践されている方に、心筋梗塞や脳血管障害で亡くなる方が多いような気がします。実際、そのように感じておられるドクターも多いようです。

糖質制限と死亡率

属性			1	2	3	4	5	6	7	8	9	10	有意確率 (※1)
			多い ← 糖質の摂取 → 少ない										
肉食中心ダイエット	男性	人数	832	808	877	837	876	811	899	926	893	919	<0.001
		ハザード比 (※2)	1.0	1.07	1.12	1.13	1.17	1.24	1.26	1.32	1.32	1.31	
	女性	人数	1350	1269	1271	1185	1252	1106	1252	1218	1324	1328	<0.001
		ハザード比 (※2)	1.0	1.07	1.16	1.09	1.14	1.13	1.16	1.22	1.26	1.17	
菜食中心ダイエット	男性	人数	1095	971	903	936	767	903	788	830	764	721	<0.001
		ハザード比 (※2)	1.0	0.97	0.94	0.98	0.92	0.93	0.84	0.96	0.87	0.81	
	女性	人数	1565	1470	1342	1330	1101	1323	1180	1093	1029	1122	<0.001
		ハザード比 (※2)	1.0	1.01	1.02	0.91	1.00	0.87	0.86	0.87	0.81	0.79	

(※1) 有意確率が 0.05 未満ならば統計的有意差がある
(※2) 糖質の摂取が最も多いグループの死亡率を 1 とした場合の比較
Ann Intern Med 2010 ; 153 : 289 より引用し一部改変

図 14

アメリカで行われた糖質制限と死亡率に関する調査結果を図14に示しました。

この調査について少し説明しましょう。調査対象は約5万人の男性（医療関係者）と約12万人の女性（ナース）で普通体型の人たち（BMIはおおむね、男性で25～26、女性24前後）です。最初に食事に占める糖質、肉（魚をふくむ）、野菜などの量的割合をアンケート調査し、糖質量の程度別に10等分しました。これを「属性」としています。つまり、数字が大きいほど糖質の摂取量が少ない、つまり糖質制限ダイエットをハードに実施していることになります。このように10等分した各グループの男女別の死亡率を20年以上にわたって追跡したのです。死亡率は、糖質摂取の割合が最も高いグループ、すなわち糖質制限ダイエットを最もゆるく実行しているグループのそれを「1」とした場合のハザード比（表の※2を参照）で表しています。

つまり、この調査によれば、肉食中心の人が糖質制限のダイエットをすればするほど死亡率が高くなるという結果が出ているのです。逆に、野菜中心の人が糖質制限のダイエットをすればするほど、死亡率が低くなっているという結果も出ています。いずれも0・001以下の有意差（※28）をもって確認されています。

血糖値が高くなるのはブドウ糖などの糖質であって、脂肪はいくら食べても血糖値を上げない、だから脂肪はいくら食べても問題ないという意見もありますが、それは血糖値の側面からしか見ていないのではないでしょうか。低ブドウ糖であっても高脂肪食（肉食）は、低ブドウ糖の長寿というメリットより、むしろ老化を進行させる方が勝っているようです。

ミトコンドリアにとっていいとされる低ブドウ糖ですが、残りの栄養素を何で摂るかが問題です。低炭水化物、低脂肪、つまり低カロリーとした方が、結果的にミトコンドリア減少を防ぐことができるのかもしれません。長寿のさまざまな研究によって、カロリー制限が、唯一明らかになった長寿の条件であるのも少し頷けます。

少しと言ったのは、低カロリーだと今度は栄養素が足りなくなってしまうからです。栄養不足では体の中のものを作るためのすべてのピースがそろいません。そうなると、機能活動の低下が起こり、結果的にエイジングスパイラルは形成され、ミトコンドリアの減少が進行するからです。

長寿のためには低ブドウ糖が基本で、脂肪の摂りすぎは老化を進行させてしまいます。しかし、足りない栄養素は補っていかなければならないとなると、高カロリーにならない程度にバランスよく食べなければなりません。野菜を食べるなどで低カロリーを維持しながら栄養素を摂ることが必要です。

そう考えると、結局は、長寿のためには低カロリー、という括りにまとめられてしまうのかもしれません。

※28　0.001以下の有意差…統計的に、偶然に起因する可能性が極めて低いことを意味する。

高脂肪食がダメなもう一つの理由

低ブドウ糖でも高脂肪食は、血液中の中性脂肪やＶＬＤＬ、ＬＤＬが長時間留まることとなり、結局酸化のリスクを高め、動脈硬化の進行を早めてしまうとお話ししました。

しかし、おいしいものは脂肪と糖でできているというＣＭがあるように、通常、高脂肪食は高ブドウ糖食を伴うことが多いようです。

日常の食事で考えてみると、おいしいものをたくさん食べた（ブドウ糖も脂肪も大量に摂取した）ときに、もし運動しなければ、当然、体脂肪や内臓脂肪が増えることはあっても、分解、燃焼することはありません。脂肪が燃焼するのは運動時と空腹時だからです。脂肪細胞から脂肪酸が供給されることはありませんから、このときミトコンドリアで燃焼する原料は、大量のブドウ糖由来のアセチルＣｏＡしかありません。

このように、エネルギー源が大量のブドウ糖単独になっていることは、低酸素に対してとても弱く、ミトコンドリアにとって非常にリスキーです。このような状況下で低酸素が生じると、つまり高ブドウ糖と低酸素が合わさると、急激にミトコンドリアは減少してしまいます。ミトコンドリアの存在価値をなくすからです。

ブドウ糖も脂肪も大量に摂取し、運動をしない状況は、まさしくメタボリックシンドロームそのものですが、夜遅くたくさん食べて寝ると、同じ状況がいとも簡単に作られます。寝るという行為は足を動かさずに安静にしているため、どうしても血液循環が悪くなり低酸素の状態になりやすいからです。そうなると、簡単にエイジングスパイラルを形成することになってしまいます。

さらに、脂肪摂取が増えると、体脂肪が増えてしまいます。体脂肪が増加すると脂肪組織から悪玉サイトカインが放出され、インスリン抵抗性（インスリンが効かなくなること）が増し、糖尿病のリスクが高まるなど、老化（エイジング）にとっては悪い面が多いのです。

インスリン抵抗性と脂肪

脂肪を摂る量についてもう一度考えてみます。

ヒトの体は、女性で3割程度、男性で2割程度は脂肪からできています。細胞膜などにも脂肪が使われていますし、体脂肪も新陳代謝を行っていますから、脂肪の補給は常に必要です。

もし運動を全くしないで、食事も脂肪や炭水化物を多く摂り続けると、体脂肪が燃焼することなく増え続けることは明らかです。このような状態は、体脂肪の新陳代謝が行われていないことになります。

先ほどお話ししたように、体脂肪が増えてくると、インスリン抵抗性が増大します。インスリン抵抗性が増大するメカニズムはまだよくわかっていませんが、私は体がとる防衛反応だと考えています。ブドウ糖過剰摂取に対する防衛反応です。

ブドウ糖過剰摂取により血糖値が高まると、インスリンは大量に分泌され、血液中のブドウ糖は細胞内へと取り込まれていきます。その結果、血糖値は下がり万々歳となりそうですが、細胞内はブドウ糖でいっぱいになり、エイジングスパイラルを加速させてしまいます。

糖尿病の専門医を含むほとんどすべての臨床医は、血液中のブドウ糖、すなわち血糖値にのみ、目がいきがちです。しかし、エイジングスパイラル理論からみると、細胞内ブドウ糖過多はミトコンドリアへの依存度を低下させるばかりか、もしそこに低酸素が加われば、ミトコンドリアの減少、そしてそれに続く負のスパイラルを引き起こすことになるの

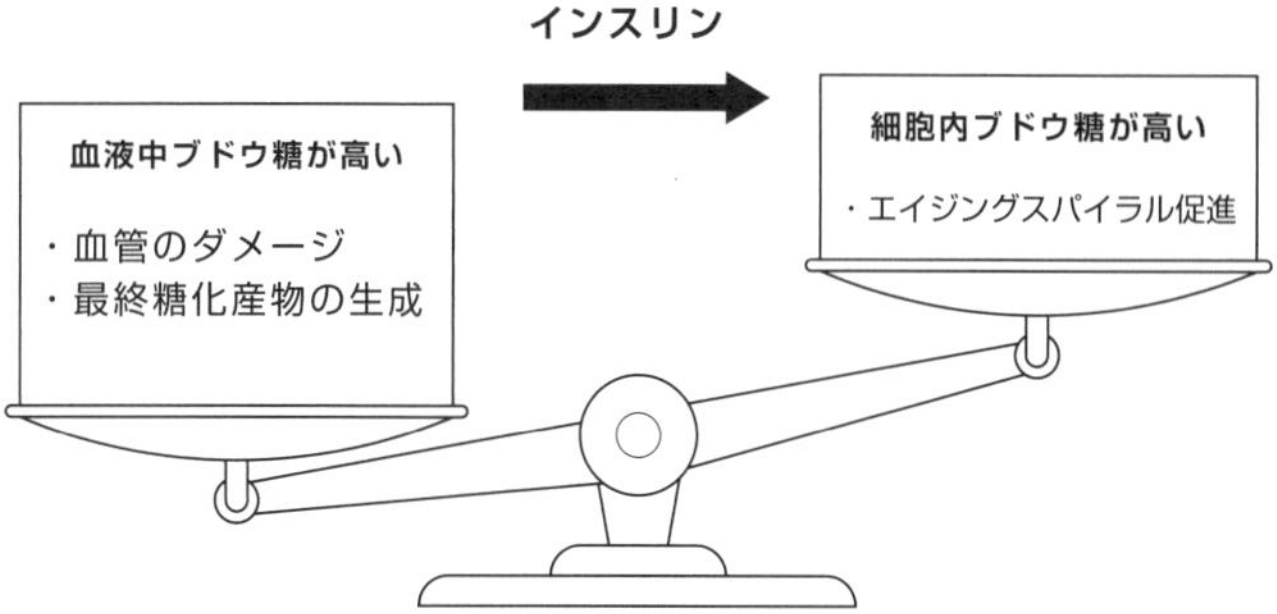

図15

です。

もちろん、血液中のブドウ糖が高いことによっても、最終糖化産物が作られ、血管もダメージを受けるためエイジングスパイラルは進みます。しかし、細胞内ブドウ糖の量の方が、より命の危機に直結すると遺伝子が判断するとき、インスリン抵抗性に関する遺伝子が発現するのではないかと思うのです。そこが、インスリン抵抗性の獲得の分かれ目になるのです。（図15）

すなわち、インスリン抵抗性の増大は、細胞内へと止めどなく流れ込むブドウ糖を避けるために、体がとる防衛反応ではないかと考えています。

脂肪の適正摂取量は？

もう一つ、インスリン抵抗性が増大する大きな原因が考えられます。インスリンはブドウ糖を細胞内へ取り込むように、脂肪も脂肪組織へと取り込みます。

そして、インスリンが少なくなると、脂肪組織の中性脂肪が脂肪酸に分解されて、最寄りの細胞内ミトコンドリアに運ばれ燃焼するのですが、インスリン過多の状態が続くと脂肪が脂肪組織にどんどん蓄えられ、脂肪は分解されずに燃焼もしません。

脂肪が燃焼されないとなると、エネルギー源はブドウ糖のみになります。ブドウ糖過多の状況は、結局、エイジングスパイラルの加速を持続させているようなもので、ミトコンドリアや細胞にとっては命にかかわる緊急事態なのです。

体はそうならないように、インスリンの効き目を弱めるのではないかと考えています。急に弱めると弊害が大きいため、脂肪の蓄積がある程度大きくなると、脂肪組織から悪玉サイトカインが分泌され、インスリン抵抗性を徐々に高めていくのではないでしょうか。

内臓脂肪、体脂肪があまり大きくならないで、悪玉サイトカインが分泌されない程度の脂肪に抑えながら、新陳代謝に必要な量を摂ることが、エイジングスパイラルに陥らないための脂肪の適正摂取量といえます。

ミトコンドリアと長寿遺伝子

カロリー制限は長寿のための最低条件

カロリー制限と長寿との関係についての研究では、レオナルド・ガレンテ博士のカロリー制限が長寿遺伝子（サーチュイン遺伝子）を活性化するという説が特に有名で、NHKの特番にも何度も取り上げられました。ちなみに、「サーチュイン遺伝子」が老化や寿命の制御に重要な役割を果たすことがわかってきたことから、「長寿遺伝子」とも呼ばれるようになったのです。

レオナルド・ガレンテ博士は、長寿遺伝子は誰もが持っている遺伝子だが、普通の生活を営んでいる状況下では活性化されずに休んでいる状態であるとしています。しかし、7割程度のカロリー制限をしばらく続けると、長寿遺伝子が活性化され、寿命の延長がみられるというのです。

ほとんどすべての生物がこの長寿遺伝子を持っており、カロリー制限によって、酵母菌や線虫などの寿命を2倍程度延長させることが実験によって証明されました。その後の研究によって、哺乳類であるマウスや犬、そして霊長類サルまでもが、若々しく長寿になることが確認されました。残念ながら、ヒトでの長寿は明確には証明されていませんが、ヒトだけは別だと考えるほうが不自然であり、納得できるものではありません。

なかでも、サルの実験は、合計76匹、20年以上に及ぶ壮大な実験です。カロリー制限をしたサルと、そうでない自由摂取食のサルとには、若者と老人ほどの明らかな見た目の差が現れたのです。２００９年、科学雑誌「サイエンス」に発表されたサルの写真は全世界に大きなインパクトを与えました。カロリー制限が長寿にいいということが世界に再認識された瞬間といえます。

その後、この実験にも異議を唱える実験結果が示されており、未だ結論は出ていません。しかし、カロリー制限以外の要素で長寿が確認されたものがほとんどない現状では、カロリー制限は長寿にとって大きな要素の一つであることには違いありません。ただ長寿といった壮大なテーマですから、たった一つの要素ですべてが決まるほど容易でないことは付け加えておきます。

ミトコンドリアからみるカロリー制限

レオナルド・ガレンテ博士は酵母菌の実験で、カロリー制限がNAD（ニコチンアミドアデニンジヌクレオチド）の増加をもたらし、それが長寿遺伝子を発現する、つまり長寿遺伝子のスイッチをONにすると述べています。

長寿遺伝子は言葉のインパクトが強く、それだけでなるほどとすべてを理解してしまいそうですが、この実験をミトコンドリアのサイドから見てみると、実はミトコンドリアが活性化されている可能性があります。

NADはミトコンドリアのTCA回路で酸化還元反応を通して水素を運搬する補酵素です。ミトコンドリアが盛んに活動しているときにもNADが増加していることが確認されています。また、長寿遺伝子が活性化されると、PGC-1α（※29）が活性化され、ミトコンドリアが増えることも確認されているからです。

私は、カロリー制限をもっと単純に考えています。カロリー制限は、体にとっては飢餓の状況と同じです。飢餓に陥ったとき、私たちの体はどのように反応するでしょうか。おそらく、できる限り活動を抑え、省エネモードへと切り替えることでしょう。そして、できるだけ効率のよいエネルギー政策を選択するはずです。そうしなければエネルギーが枯渇してしまい、生きていけなくなるからです。

効率のよいエネルギー政策とは、解糖系の19倍ものエネルギーを作り出すことのできるミトコンドリアでの呼吸系を使うことです。エネルギーを作り出す原料が少ないわけですから、多少時間がかかろうが、できるだけエネルギーを作って、さまざまな活動に振り分けたいと体は考えることでしょう。

この考え方は酵母菌の実験からも明白です。酵母菌が栄養の悪い環境下で培養されるとミトコンドリアとは無縁と考えられている酵母菌にさえも、ミトコンドリアと考えられる小器官が増加している事実があるからです。カロリー制限は、ミトコンドリアを鍛えることで長寿に貢献しているのです。

※29　PGC-1α…エネルギー生産や熱消費に関わる多くの遺伝子の転写を制御する物質。

エイジングスパイラルを脱出できる食事はあるのだろうか？

カロリー制限、つまり低糖質がミトコンドリアを鍛えることができるということは理解できたかと思いますが、はたしてそれだけで長寿が得られるのでしょうか。

確かにこれまでの動物実験などの結果を見れば、カロリー制限だけでも長寿が得られそうですが、残念ながらヒトでは証明されていません。長寿をヒトで証明するためには、それこそ寿命の80年以上が必要になります。先ほどのサルを用いて行った実験も、結論を出すまでにサルの寿命の20年と同じくらいの年月を要しています。

もちろん、証明が困難だから真実ではないとは言えませんが、一方では、やや太めの人やコレステロールが高い人の方が長寿だというデータも存在します。何が正解なのかは、いまのところわかりませんが、低糖質のメリットと低栄養素のデメリットのどちらの力が強く働くのか、両方の力のバランスがエイジングスパイラルの行方を決定しそうです。

低糖質はミトコンドリアへの扉を広げ、ミトコンドリアの減少を食い止める方向に働きます。一方、低栄養は活動機能の低下を招き、ミトコンドリアの減少へと突き進みます。そう考えると、望ましい食事は低糖質で高栄養素です。そこに低カロリーという要素を加えれば、糖質以外の成分は低脂肪ということになります。

はたして、こんな食事が可能でしょうか。詳しくは六章でお話ししますが、実は簡単に低糖質、高栄養素を実現できる方法があります。それは、ファイトケミカルのサプリメントを摂ることです。

低糖質と高ファイトケミカルはエイジングスパイラル脱出の鍵

ファイトケミカルとは生体機能の向上がわかり始めている植物性機能成分で、植物由来の天然の化学物質のことです。ポリフェノールやフラボノイド、カロテノイドなどが代表的なファイトケミカルというと馴染みがあるのではないでしょうか。そのほかにも細かく分類すると何百種類のファイトケミカルが発見されていて、それぞれに、多様な生体機能の向上が確認されています。もちろん、カロリーはほとんどなく、ビタミン、ミネラル、食物繊維に続く第7の栄養素と考えられています。

カロリー制限によって、ミトコンドリアが大きなエネルギーを作るために活性化しようとすることは、いままでもお話ししてきました。ただ、エイジングスパイラルという視点で全体をみると、カロリー制限は節約モードという細胞の機能活動の低下を導き、結果的に晴れてエイジングスパイラルを脱出というわけにはいかないようです。機能低下していたのでは、ミトコンドリアの活性化につながらないからです。

ファイトケミカルは生体機能の向上に貢献する物質ですから、ミトコンドリアで作られた大きなエネルギーを、個々の細胞の機能改善へと結びつけるためには、なくてはならないファクターといえるでしょう。

ですから、カロリー制限で長寿の実験をする場合にも、ファイトケミカルのファクターを厳密に規定しなければ、信頼性の高い結果に導くことは難しいのではないでしょうか。

そう考えると、やや太めの人が長寿だというデータも、実は、高ファイトケミカルが貢献している可能性があると思います。

カロリー制限と高ファイトケミカルは、エイジングスパイラル脱出の扉を開くために、二つ同時に回さなければならない二本の鍵なのです。

代謝物を解析することで生命現象を明らかにするメタボノミクス

エネルギー不足により生産調整を受け、さまざまなものが欠乏していくのが老化なら、足りないものを補えば老化を止められるのでしょうか。

実は、そんなに単純なものではありません。何か一つが欠乏したからといって老化が進むわけではなく、いくつもの物質が作られなくなることで、初めて老化が進行するのではないかと考えています。とはいえ、何と何が欠乏すると老化が進行するのかまだはっきりとわかっていません。逆もしかりで、一つの細胞が何かを作るときに、必要な物質の詳細もわかっていません。

しかし、その何かは、そこにある物質の総意で決まることは確かです。そこに存在する物質（主に代謝産物）をすべて検索、測定することにより、その細胞にどのような変化が生じるのか、何が作られるのかを解析するのが、メタボノミクスの考え方です。

その何かの一つはそこで作られたエネルギー量かもしれませんし、いくつものファイトケミカルかもしれません。ですから、決して一つのサプリメント（ファイトケミカル）で事足りるということではないのです。

エネルギーと環境が整わなければ、ものを作り出すことはできない

エイジングとともにさまざまな物質を作る機能が衰えてきます。たとえば、成長ホルモンは、20歳くらいになるとゆっくりと分泌の低下が起こり、90歳くらいになると、10分の1くらいまで減少してしまいます。成長ホルモンと呼ばれているものの、これは新陳代謝に大きく関わるホルモンですから、年をとっても必要なくなるわけではありません。20歳ごろの最初の減少は遺伝子に刻み込まれた指令（もうそんなに成長が必要ない年齢が遺伝子に組み込まれているもの）だと考えられますが、その後の減少はエネルギーの量やメタボライト（代謝産物）による指令、いわゆる環境によるものかもしれません。

この細胞の環境によって遺伝子が発現する考え方は、最近注目されているエピジェネティクス理論に通じるものです。年をとっても若いときと同じようにホルモンを作るためには、ミトコンドリアを鍛えて十分なエネルギーを細胞に供給するとともに、遺伝子を発現させる環境が整っていなければならないのです。それなら、環境を整える、つまり、成長ホルモンを作る物質をそろえればいいわけですが、残念ながらその物質がすべてわかっているわけではありません。よく知られているアルギニンというアミノ酸以外にも、多くの物質が必要不可欠なのです。

しかし、体の中で作られるものに必要な材料が十分にわかっていないからといって、私たちに何の手立てもないかというとそうではありません。

何百と存在するファイトケミカルは、それぞれどこかの細胞にとって機能向上をもたらすものであることは間違いありません。ですから、ファイトケミカルこそ、細胞が本来の役割を果たすための環境を整えるファクターである可能性があります。

ファイトケミカルはカロリーがほぼゼロですから、多くの種類をサプリメントとして摂取することは可能です。整えるべき環境の全てがわかってはいない今できることは、機能向上が分かっているファイトケミカルをできる限り多く摂取することです。

ミトコンドリア新生

ミトコンドリアは新生する

ミトコンドリア新生（ミトコンドリアを増やすこと）は、決して不可能なことではありません。カロリー制限や絶食、サプリメント、有酸素運動などにより、ミトコンドリア新生が起こることが、動物実験のみならず、ヒトでも確認されています。

マラソン選手の驚異的な心肺機能は、心筋細胞のミトコンドリア新生が起こっていると考える方が自然です。ミトコンドリアの鍛え方には、ミトコンドリアを減らさないことと、ミトコンドリアを増やすことがありますが、マラソン選手に起こっている変化は、明らかにミトコンドリアを増やす、つまりミトコンドリア新生によるものでしょう。

それでは、エイジングスパイラルから脱出するためにはマラソンをすればいいのでしょうか。たしかに、筋肉や心臓（心臓も筋肉ですが）のミトコンドリアは鍛えられるかもしれませんが、活性酸素が大量に作られる可能性も高く、体全体のミトコンドリアを鍛えることができるかどうかは、総合的にみる必要があるでしょう。

ミトコンドリア新生の方法は？

さて、ミトコンドリアを増やす（新生）方法は何でしょうか。

酵母菌のミトコンドリアを増やしたもう一つの条件、高酸素こそ、ミトコンドリアを増やす方法だと考えています。

もう一度、ミトコンドリアでどのようにエネルギーが作られるのかを見てみましょう。食事由来の代謝物がミトコンドリア内でアセチルＣｏＡとなり、ＴＣＡ回路へと入りそこで炭酸ガスと水素を生成し、その炭酸ガスに呼び込まれた酸素と今作ったばかりの水素がゆっくりと反応することで、ＡＴＰと水が生成されるのです。アセチルＣｏＡがブドウ糖由来であろうと脂肪酸由来であろうと、ＴＣＡ回路に入ってからは同じ仕組みです。そこで多くのＡＴＰが作られるということが、おそらく、ミトコンドリア新生の方法なのです。

もともと、ミトコンドリアは酸素を使ってエネルギーを作ることが得意なために、真核細胞からなる生命体と共存して繁栄してきたわけですから、酸素の多い環境になればなるほどその存在意義が増してくるのです。

有酸素活動こそがミトコンドリア新生の道

この地球の大気の酸素濃度は21％と、どこに行ってもほぼ同じです。ほぼというのは、高地に行けば酸素濃度が少し低くなるからです。酸素濃度がほぼ同じなら、酸素の多い環境はないかといえば、そんなことはありません。有酸素運動によって、細胞ごとの酸素濃度を高めることができるからです。むしろ有酸素運動しか、細胞内酸素濃度を高める方法は存在しないのです。

ここでは、細胞があたかも有酸素運動を行っているように酸素濃度を高めることを、有酸素活動という言葉で表現することにします。

一つのアセチルＣｏＡに対応する酸素はおそらく一定量で決まっているため、次々に有酸素活動をしてＡＴＰが作られれば、個々の細胞内の酸素濃度は高くなり、ミトコンドリア新生が起こるのではないかと考えています。

ＡＴＰを多く作るということは、それだけ活動しているということです。生命活動、つまりエネルギーの消費に合わせてエネルギーを生産するのです。すでにお話ししたように、たくさん食べたからといってエネルギーが多く作られることはありません。酸素を使ってエネルギーを消費し続ける有酸素活動こそが、ミトコンドリア新生への道なのです。

心臓はダイナミックな動きを一生継続しているので、心筋細胞ではミトコンドリア新生が起こっていると想像しています。それなら、ずっと運動し続ければ、ミトコンドリアが増え、エイジングスパイラルから抜け出せるのでしょうか。そう簡単にはいきません。ミトコンドリアで燃焼が起これば、活性酸素が作られる可能性があり、ミトコンドリアは減少へと向かってしまうからです。

結局、エイジングスパイラルから抜け出すためには、「ミトコンドリア新生＞ミトコンドリアの減少」となる細い道を突き進むしか方法はないのです。

どこのミトコンドリアを鍛えればいいのだろう？

どこのミトコンドリアを鍛えればよいのかと考えたとき、ミトコンドリアの活動量が多い場所を知ることは手がかりになると思います。実は、それを知る方法があります。それが、各臓器別の基礎代謝です。

生命維持に最小限必要な代謝であり、安静時にその個体が消費するエネルギー（カロリー）を基礎代謝といいます。基礎代謝は、ヒトがエネルギーを生成する際、ミトコンドリアで食物から摂取した栄養素と酸素が化学反応を起こし、二酸化炭素を生産するという生理的なメカニズムを利用して、呼気中の酸素および二酸化炭素の濃度と容積からエネルギー消費量を算出します。つまり、基礎代謝はミトコンドリアの活動を反映しているのです。

ミトコンドリアの活動量が多いのは骨格筋だけではない

さて、安静時には各臓器でどれほどミトコンドリアが活動しているのでしょうか。

厚生労働省のサイトに、各臓器別基礎代謝が記載されていますが、骨格筋22％ 脂肪組織4％ 肝臓21％ 脳20％ 心臓9％ 腎臓8％ その他16％の割合で、エネルギーを消費しているとされています。ヒトではエネルギーは蓄えることができず、作ったその場で消費する地産地消のシステムですから、エネルギーを消費するということは、消費した分のエネルギーを作っているのと同じことです。つまり、記載されている割合で、ミトコンドリアはエネルギー生産しているということです。

一般的には、基礎代謝に一番関係しているのは骨格筋と考えられており、実際、骨格筋が22％と最も多くなっています。基礎代謝を高めるためには筋肉をつけなさいというのは、ここからきているのです。

しかし、重量当たりのエネルギー量をみてみると、結果は全く違ってきます。心臓や肝臓、脳、腎臓などは、重量に比べて多くのエネルギーを作っては消費しているのです。消費エネルギーやミトコンドリアの話をするときに、筋肉を中心に考えてしまいがちですが、臓器の存在も考えにいれなければ十分とはいえません。

筋肉だけでなく、臓器も含めてミトコンドリアを鍛えることが必要だと考えるのが自然だと思います。その方法については、六章で詳しくお話しすることにします。

ミトコンドリアが増えれば基礎代謝は増えるのか？

それでは、ミトコンドリアが増えれば、基礎代謝量が増えるのでしょうか。

ミトコンドリアが増えると酸素処理能力が増え、ミトコンドリア内で処理される食事由来の成分が渋滞を起こすことなく、スムーズにTCA回路や電子伝達系を流れていきます。ミトコンドリアへの扉は開き、より多くの食物由来の栄養素をミトコンドリア内に誘導することができます。

ミトコンドリアが増えたからすぐに基礎代謝が増えるとまでは言えませんが、エネルギー消費が増えるような生活になれば、酸素消費量は確実に増加し、一個当たりの細胞が消費する酸素は増加すると思われます。

酸素濃度の増加はミトコンドリア新生への道ですから、ここに大きな可能性があるに違いありません。

デフレスパイラルとエイジングスパイラル

デフレスパイラルとエイジングスパイラルは似ている

今までお話ししてきたエイジングスパイラルですが、この構図は何かに似ていませんか。スパイラルと命名しているので、お気づきの方もいらっしゃるでしょう。そうです、デフレスパイラルです。

エイジング（老化）とエイジングスパイラルの関係は、デフレとデフレスパイラルの関係にとても良く似ています。デフレだけならなんとか抜け出せそうですが、いったんデフ

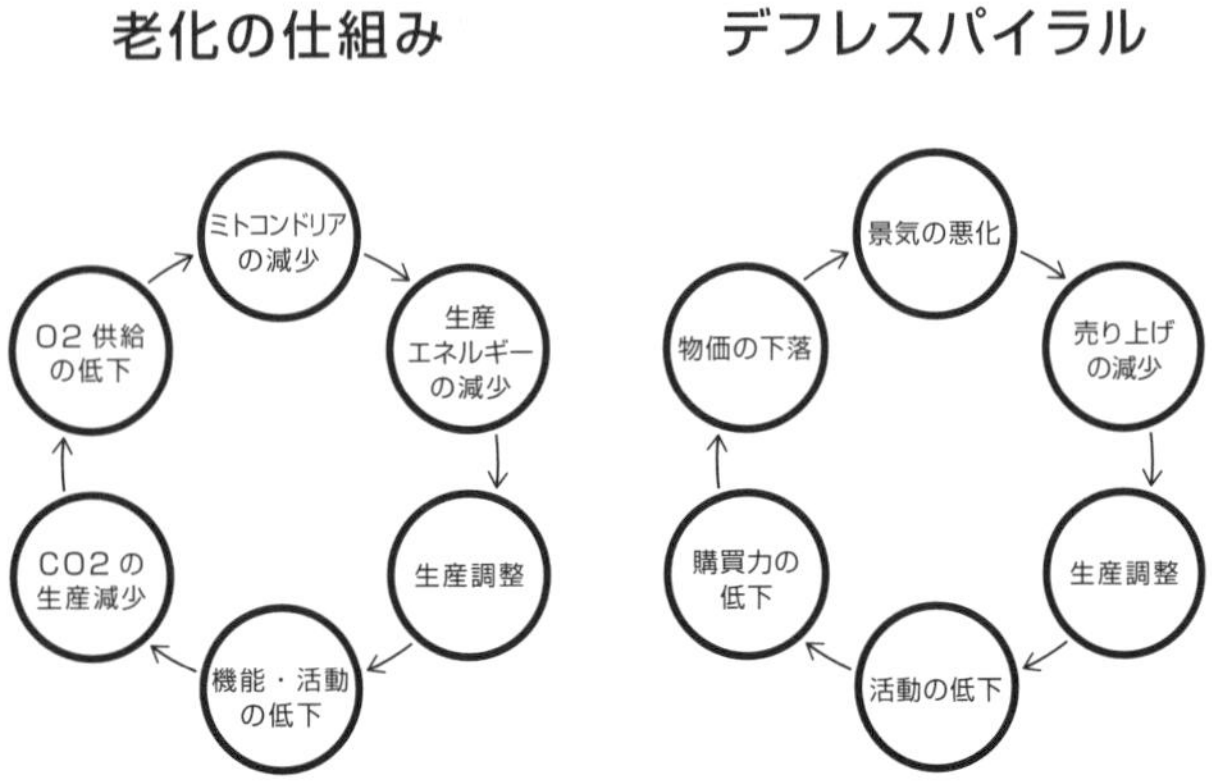

図16

レスパイラルに陥るとなかなか抜け出すことが困難になります。どちらのスパイラルも一つや二つの施策を実行したからといって、簡単には抜け出せないようです。

私はミトコンドリアの専門家でもありませんし、ましてや経済に関しては全くの素人ですが、思い切って一般的なデフレスパイラルを説明し、エイジングスパイラルと比較してみようと思います。

図16をご覧ください。デフレスパイラルのスタートは、よく言われているように景気の悪化や物価の下落です。物価が下落するだけなら、生活は楽になって一見よさそうですが、企業にとっては大変なことであり、巡りめぐって個人にも影響が現れ出します。

商品が高額で売れないために価格を下げざるを得なくなり、結果的に企業の売り上げが減少してきます。売り上げが減少すると生産調整をせざるを得なくなります。そもそもの商品の減産や、工場であれば生産ラインの縮小です。それでも間に合わなければ給料の減額あるいはリストラへと進んでいきます。

給料が減ると個人は商品を自由に購入することはできなくなり、安いものを選択することになります。リストラされるとなればなおさらです。高い物は売れず、企業も価格を下げなければ全く売れない状況に追い込まれていくのです。

このようにデフレスパイラルは形成され、いったんスパイラルに落ち込むとそう簡単には抜け出せなくなるのです。

スパイラルを抜け出すヒントはどこにあるのだろう？

ここで、二つのスパイラルを対応させてみましょう。

まず、きっかけになるのが、ミトコンドリアの減少です。それに相当するのが景気の悪化です。エイジングスパイラルでは引き続き、エネルギー生産の低下、生産調整（ホルモン、コラーゲンの減少など）、個々の細胞の活動・機能の低下、炭酸ガスの低下、酸素の低下と続くのです。一方、デフレスパイラルは、売り上げまたは利益の減少、生産調整（製品の減産やリストラ、そして所得の減少など）、生活活動・機能の低下、購買力の低下、物価の下落と続きます。

やはり、この二つのスパイラルはおそろしく似ているようです。何似ているとなると、そこから抜け出す方法も、お互いに参考になるかもしれません。何しろ老化から完全に抜け出す方法など、誰も持ち合わせていませんから、参考にできればこんなに良いことはありません。残念ながらデフレスパイラルの方にも、いまのところ、確立された処方箋はありませんが、明らかになっている打開策はいくつかあります。それらがエイジングスパイラル脱出のヒントになるかもしれません。

さらに言えば、二つのスパイラルがともに、一つや二つの処方箋ではスパイラルから抜け出せないこと、また、トータルでその政策を判断するということも、大きな手がかりになるのではないでしょうか。

デフレスパイラルの処方箋

いま、明らかになっているデフレスパイラルを抜け出す処方箋を確認してみましょう。基本的にはオーソドックスな経済政策といえます。金融緩和、財政出動、成長戦略の3つで、アベノミクスでは3本の矢と命名されていました。

最初の施策は金融緩和です。お金が回らなければ景気が良くならないからです。日本銀行は、政策金利を引き下げ、大量の国債を購入して、市中に大量のマネーを供給することで、景気を良くしようとする政策です。同時に、物価をほんの少し上昇させようと目標を設定しています。お金が回り、物価が少し上がれば、企業の業績も良くなると考えているわけです。しかし、それだけではデフレスパイラルに陥った経済を立て直すことは難しいので、次なる政策が必要になります。

二つ目の政策が財政出動、いわゆる公共事業です。裾野の広い産業（たとえばゼネコン）に直接売り上げを献上することで、デフレスパイラルの要の一つである売り上げの減少から抜け出し、景気を回復する手段です。巨大な橋や高速道路の建設などが代表的です。

三つ目は成長戦略です。成長させたい分野の発展を後押しする政策です。すでに成熟している産業に直接投資するのが公共事業なら、まだまだ未熟だが、将来楽しみな分野に投資し育てるのが成長戦略です。いまならＩＴ分野やＡＩ（人工知能）分野などが相当します。金融緩和や公共投資は、程度や規模は異なるもののこれまでも幾度となく試みられてきました。その結果がそれほど芳しくなかったものですから、成長戦略にかける期待は大きいです。

今後、もっといい処方箋が出てくるかもしれませんが、なにしろデフレスパイラルの処方箋は全く確立していないため、これらの処方箋が基本になるのでしょう。

エイジングスパイラルの処方箋はデフレスパイラルと同じ？

さて、エイジングスパイラルの処方箋もよく似ているはずです。しかし、まだエイジングの本体がよくわからない状況下では、デフレスパイラルに対する基本処方箋すら行われていないのが現状です。

最初の金融緩和に相当するものは、カロリー制限や有酸素運動といったミトコンドリアを鍛えてエネルギーを作り出す方法です。できれば物価目標のようにミトコンドリアを少しばかり増やす目標を設定したいところです。

ミトコンドリアが作り出すエネルギー（ATP）は、よく体にとってのマネーにたとえられます。マネーが大量にあれば何でも購入することができるのと同じように、体の場合、何でも作ることができるのです。ホルモンだって、コラーゲンだって思いのままに作れてしまいます。大きなエネルギーがあれば、いつも女性は女性らしく、男性は男性らしく、お肌はプルンプルンです。となればいいのですが、それだけでは、エイジングスパイラルに陥った個々の細胞を立て直すことはやはり困難です。さらなる処方箋が必要です。

二つ目の財政出動の代表は公共事業でしたね。裾野の広い産業に仕事を作ることで、より多くの人たちにその影響を及ぼそうという意図のもとで行われています。

体にたとえるなら、体の隅々まで酸素や栄養素を届ける血液の循環を良くすることです。交通網の構築ならぬ血管網の構築といったところでしょうか。ミトコンドリアの多い筋肉（裾野が広い）に限定して有酸素運動をすること（ヨガや太極拳）が、財政出動に当たるかもしれません。

三つ目は成長戦略、新しく成長しそうな分野について大胆な規制緩和を行い、その成長を後押しすることでした。

エイジングスパイラルなら、今はミトコンドリアが少ないけれど、鍛えると多くなりそうな細胞に投資し育てることが成長戦略です。どこの細胞でも良いのですが、今よりほんの少しミトコンドリアを鍛えることができれば、成長戦略の成功です。ホルモンを作る細胞がホルモンを作りやすくするように、コラーゲンを作る細胞ならコラーゲンを作りやすくするように規制緩和を行い後押しするのです。

後押しするものとしては、ファイトケミカルが相当するのかもしれません。ホルモンや酵素を増やす効能のあるファイトケミカル、あるいは抗酸化力のあるファイトケミカルなどではないでしょうか。

スパイラルを抜け出すことの難しさ

エイジングスパイラルとデフレスパイラルのいずれにしても、陥ったスパイラルから抜け出すためには、何か一つや二つ、改善するだけでは不可能です。いくつものステップを同時並行的に推し進めなければ、おそらく成し遂げることはできないでしょう。

なぜなら、一つのステップを実行しようとすれば、少なからず副作用が出てしまうからです。すでにお話ししてきた通り、ミトコンドリアを鍛えようと運動すれば、活性酸素が発生し、逆にミトコンドリアを減少へ導く力が働きます。カロリー制限を行ってミトコンドリアを鍛えようとすれば、体は飢餓の状況と考えるために節約モードへと突入してしまい、細胞の活動や機能は低下を余儀なくされ、結果的にはミトコンドリアを減らす力が働くことになるのです。

デフレスパイラルの場合は、金融緩和はインフレやバブルを引き起こすかもしれません。あるいは物の値段は上昇するけれど景気は悪いままという、私たちにとって最悪のスタグフレーションを引き起こすかもしれません。

エイジングスパイラルでいえば、スタグフレーションの状況は、代謝が盛んになりATPをたくさん作ったにもかかわらず、細胞の活動・機能の改善に結びつかなかった状況を表しています。

エイジングスパイラルもデフレスパイラルも、最終的には、それぞれ細胞の活動や機能が高まること、あるいは所得の増加に結びつかなくては、悪循環から脱出はできないようです。

避けて通れないのは税金問題、そして活性酸素の問題

批判もありましたが、政府が直接、大企業に社員の所得を上げるように促した政策は、個人的に非常に納得しました。所得を生む力が育たないので、単独の政策ならまったく意味がないのですが、ほかの政策に追加して活動や機能を高めることは有効だと思います。個人的にもう一つ付け加えれば、ぜひ減税をしていただきたいと思っています。実質の可処分所得が増加し、景気対策としては一番だと考えます。

はたして、減税に相当するエイジングスパイラル対策とは何でしょうか。まだよくわかりませんが、活性酸素という税金のように避けて通れないものを最小限にしながら、ATPというエネルギーをたくさん生産することかもしれません。

本章のまとめ

エイジングスパイラル脱出のヒントになるのは、ミトコンドリアを増やすことに必要不可欠な低ブドウ糖、高酸素という条件です。ミトコンドリア新生に重要な酸素濃度の増加のためには、体の隅々まで酸素を届ける有酸素運動が効果的だと考えています。

低ブドウ糖の面からは、長寿の条件として明らかにされている低カロリーを視野に入れることが必要です。脂肪の代謝の仕組みからして、高カロリーが体に悪影響を与えることは明白であり、カロリー制限が有効となるのです。ただ、ものを作り出す栄養素の不足が懸念されます。こう考えると、低糖質で低カロリーを基本としつつ、高栄養素という要素を加えたものがベストです。さらに、生体機能の向上に貢献するファイトケミカルを摂ることで、細胞が本来の役割を果たすことのできる環境を整える、後押しができると考えています。

カロリー制限と高ファイトケミカルがエイジングスパイラル脱出の鍵なのです。

六章

エイジングスパイラルからの脱出

（各論）

前章までで、私のエイジングスパイラル理論は、理解していただけたと思います。ここからは、どうしたらアンチエイジングを実現できるのか、具体的なお話をしましょう。

食事編

低糖質、低脂質、高栄養素かつ低カロリーでエイジングスパイラルからの脱出へ

五章で、アンチエイジングに良い食事は、低カロリーが必須であることをお話ししてきました。正確には低糖質、低脂質、高栄養素です。総合すると低カロリーといえるのですが、もっと詳しく言うと、細胞内をブドウ糖過多にしないこと、血管内を高ブドウ糖、高

脂肪にしないことです。

高栄養素はサプリメントに負うところが大きいですが、日々の食事にも低カロリー、高栄養素を意識していないと、エイジングスパイラルからの脱出は、そう簡単にはできそうにありません。

ここでは、まず、低カロリーを低炭水化物と低脂肪に分けて、どのような工夫が必要なのかについてお話しします。さらに、栄養素や食事のタイミングについても考えながら、アンチエイジングに適した食事を考えていくことにします。

結論を見ると、いままでの健康本に書かれている内容と大差ないと思われるかもしれません。しかし、すべてはエイジングスパイラルから導き出した結論であり、なぜそうしなくてはならないのかという根拠が一貫しています。これが、皆さんに長く実践し続けていこうと思っていただけることにつながると確信しています。

低糖質を実践するために

～精製糖を避け、炭水化物で摂取。GI値の低い食品を選ぶ

栄養素の豊富な炭水化物を摂取する

細胞内糖質がエイジングスパイラルを形成しますから、脱出のためには、低糖質とするのが正解です。細胞内を低糖質、すなわち低ブドウ糖にするためには、そもそもブドウ糖の摂取を少なくすることが一番だと考えられます。

しかし、それでは栄養素が足りなくなってしまうので、栄養素の豊富な炭水化物を摂取すると良いでしょう。炭水化物は、糖質と食物繊維の合計で、糖質にはグルコースをはじめ、でんぷんなども含みます。食物繊維はエネルギー生成に無関係であるばかりか、第6の栄養素と言われ、体に良いとされています。

また、これからお話ししますが、ゆっくりと吸収される食材も、細胞内ブドウ糖を少量にとどめることに役立ちそうです。

精製糖を避ける

低糖質にしなさいとは言っても、注意すべき点がいくつもあります。常に栄養素をできる限り摂ることを意識しなければならないからです。

そこで、最も注意すべきは、精製糖を避けることです。

精製糖とは生成された糖質のことで、通常は砂糖のことです。最近では、ブドウ糖果糖液糖なども精製糖になり、さまざまな食品に含まれるため、気をつけなくてはなりません。小麦粉やコメも精製過程があり吸収されやすい点からすると、精製糖の仲間に分類されるかもしれません。

これら精製糖が体に悪いとされているのは、一般的には、吸収のスピードが速いことが理由です。いきなり吸収され速やかに血糖値を高めるからです。血糖の急上昇は最終糖化産物の形成を高め、血管を傷める原因になります。またインスリンが急激に分泌され、脂肪の蓄積、さらには動脈硬化の進行につながります。つまり、老化を進めてしまうのです。

私はさらに、精製糖が体に悪いのは、栄養素が少ないことでエイジングスパイラルが進行するためだと、付け加えたいと思います。精製糖を避けるだけでも、老化の進行は、かなり防げるのではないかと考えています。

血糖の上昇のしやすさを表す指標、GI値

細胞内ブドウ糖が増えるのは、もちろん血糖値が高くなったときです。

血糖の上昇のしやすさを表す指標として、GI値が目安として使用されています。GI値は、食品の炭水化物50グラムを摂取した際の血糖値上昇の度合いを、ブドウ糖（グルコース）を100とした場合の相対値で表します。グルコース単糖に精製されるほど、GI値は高くなります。

グラニュー糖はグルコースとフルクトースからなる2糖類ですが、GI値は60程度です。もちろん、GI値の高い食品に分類されますが、フルクトースは血糖値をすぐには上昇させない分、グルコース単独より低くなるようです。ですから、フルクトースの多い果物は、GI値が低くなります。白米、ジャガイモなどはGI値70以上と高値です。

GI値が高い食品は吸収が速いため、血糖値やインスリンの急上昇を招き、血管を傷め動脈硬化を進行させます。

ＧＩ値の高い食品が体に及ぼす影響については、いささかの疑問もありませんが、ＧＩ値だけを目安にアンチエイジングを考えることには問題があります。

たとえば、ＧＩ値で判断すると、グラニュー糖の方が白米やジャガイモよりもアンチエイジングに良いことになってしまいます。白米やジャガイモには、エネルギー源としてのブドウ糖以外にも、さまざまな栄養素が含まれており、低糖質高栄養を考えると、グラニュー糖より悪いことはなさそうです。

栄養素をそぎ落とした精製糖を摂取して、低糖質と高栄養素を実現することはかなり難しいことは、ぜひ知っておいてほしい大事なポイントです。精製糖はエイジングスパイラルから抜け出すことを妨害する食品といえそうです。

野菜を中心に摂取する

GI値に低カロリー高栄養素の基準を加えれば、野菜中心が正解

GI値だけを目安にアンチエイジングを考えることには問題があることは、先ほどお話ししましたが、ここでさらに、いくつか例を挙げて考えていきます。

たとえば、パンやパスタ、うどんなどは、精製小麦から作られています。小麦自体の栄養素は残っていますが、かなり削ぎ落とされてしまっています。白米も、玄米に比べて栄養素が削ぎ落とされた状態です。イモ類は、栄養素は削ぎ落とされていませんが、主成分がでんぷんのため、カロリーが少し多くなってしまいます。

アンチエイジングの視点からすると、どれも少し問題があることがわかるでしょう。

つまり、GI値だけで判断するのではなく、低カロリーで高栄養素というアンチエイジングのための要素も選択基準に加えるのが望ましいのです。その基準にしたがえば、おのずと野菜を中心に摂取するのが良いことがわかります。

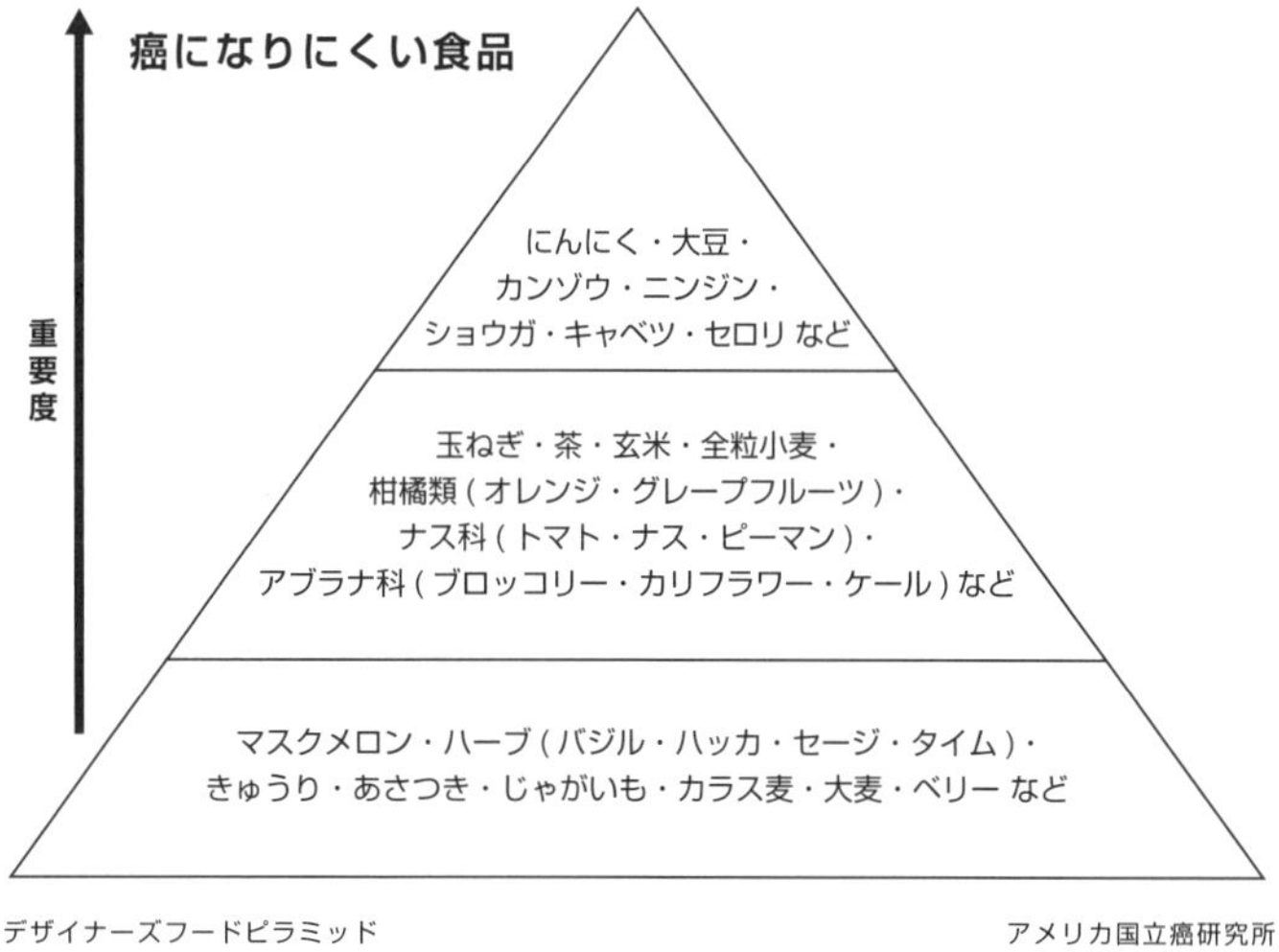

図17

癌予防の研究から生まれた「デザイナーズフードピラミッド」

それでは、どのような野菜を摂るのが良いのでしょうか。

その基準になるのは、「デザイナーズフードピラミッド」（図17）です。

デザイナーズフードピラミッドとは、癌予防に効果があると考えられる食品を、効果が期待できる順に上からピラミッド型に並べたものです。

これは、1990年に米国NIC（アメリカ国立癌研究所）から発表されました。NICが癌予防に効果的な植物性機能性成分（ファイトケミカル）を、医薬品以外の食品面からアプローチし、その研究結果として導き出されたのです。

当時の米国では、癌が死亡原因の上位にあり、なおかつ上昇する傾向にありました。このデザイナーズフードピラミッドの発表を境に、米国での癌死亡率が減少傾向に転じたのは、単なる偶然ではないと考えられています。

ちなみに、私の癌理論もエイジングスパイラル理論がベースになっており、癌の予防に良い食材は、アンチエイジングに良い食材です。

デザイナーズフードピラミッドを上から攻める

話をもとに戻しますね。

デザイナーズフードピラミッドに登場する食材は、当然のことながら、ファイトケミカルが豊富な食材ばかりです。

ファイトケミカルは細胞の機能を高める働きがわかっている化学物質ですから、エイジングスパイラルの一つの要である機能活動の低下の改善が期待されます。それだけでもうエイジングスパイラルから脱出できそうです。

さらに、個々の食材に含まれるファイトケミカルをよく見てみると、もっと明らかにミトコンドリアに働きかけていることがわかります。

頂点に君臨するニンニクや玉ねぎには、硫化アリルというファイトケミカルが豊富に含まれ、ビタミンB１の吸収や機能増強に貢献しています。ビタミンB群は、ミトコンドリア、特にＴＣＡ回路を作動するにあたって、なくてはならない補酵素です。

また、ほとんどすべての食材に、抗酸化作用の高いポリフェノールやフラボノイドが含まれており、活性酸素からミトコンドリアを守り、ミトコンドリアが減少しないように働きかけると考えられます。

癌になりにくいデザイナーズフードピラミッドは、言い換えれば、ミトコンドリアを鍛えるデザイナーズフードピラミッドではないでしょうか。これを利用しない手はありません。毎日、フードピラミッド上位の食材を意識的に摂るようにしましょう。

長時間空腹の時間を作る

～朝食を抜けば16時間の空腹時間ができる

長時間の空腹プラス有酸素運動でミトコンドリアが新生する

朝食を抜くと、前日の夕食後からその日の昼食までの長い時間、空腹時間が維持できます。

夕食を8時に終え、次の日の昼食が12時だとすると、16時間もの長時間絶食状態となります。この16時間はブドウ糖が入ってきませんから、脂肪組織から溶けだした脂肪酸だけがエネルギー源となります。脂肪が燃焼するためダイエットに効果があるのです。いわゆる、16時間ダイエットです。

私は、ミトコンドリアの側から16時間ダイエットを勧めています。

絶食の間は糖質があまりないため、解糖系はほとんど働かなくなり、ミトコンドリアへの扉も狭くなることもありません。もし、この間に軽い有酸素運動を行えば、低ブドウ糖高酸素の状態が作られ、ミトコンドリア新生が起こると考えられるからです。

ミトコンドリアを鍛えるためには、ミトコンドリアの減少を止めることはもちろんですが、やはり、ミトコンドリア新生を促して増やすことが一番です。一日の中でミトコンドリア新生の時間を作ることが望ましいのです。

それに最も適しているのが、夕食後から次の日の昼食までの時間になります。そして、ジョギングやウォーキングなどの有酸素運動をすることが効果的です。その際は、脱水にならないよう糖分を含まない水分摂取は忘れずにしっかり行ってください。もちろん、少量の果物程度は問題ありません。

朝食を抜いても問題はないのだろうか？

このようにお話しすると、朝食を抜くのは体に悪いのではと心配する方もいらっしゃるかもしれません。

たしかに、朝食を抜くことの是非は、これまでもさんざん論議されてきました。

日本での大規模な調査では、朝食抜きは死亡率が高くなっているようです。しかし、よく見てみると、不摂生などの要因があり、あまり信頼できるデータとはいえません。きっちり朝食を摂る習慣を持つ人は、そうではない人よりも規則正しい生活や暴飲暴食をしないなど、健康に留意していると考えられるからです。

あくまで私の提唱するエイジングスパイラル理論に基づいてのことですが、朝食を抜いて長時間の空腹の時間を作り、そこで有酸素運動をすることは、ミトコンドリア新生を最も起こしやすい方法です。ぜひ、取り入れていただきたいと思います。

低脂肪食にする
～体に良い油を中心に摂り、低カロリーに抑える

低糖質でも高脂肪は体に悪影響がある

低糖質を維持できても、残りのカロリーを何で摂るかは、とても重要な問題です。

低糖質、高脂肪食は、血液性状が乳ビ血しょう、いわゆるドロドロ血となり酸化も受けやすく動脈硬化が進行することは、五章でお話ししましたね。さらに、低糖質高脂肪食の死亡率調査では、最も悪い結果（死亡数の増加）が出ています。

このように、高脂肪食は低糖質のメリットを打ち消してしまうため、やはり低脂肪にした方が総合的にいいようです。低糖質にしたから、あとは肉でも脂っこいものでも何を食べてもいいとはいかないのです。

精製油を少なく、少しでも栄養素を摂れる油にする

さて、それではどんな脂肪を摂取すべきでしょうか。すでにおわかりのように、脂肪もやはり低カロリー、高栄養素にすることを考えなければなりません。

そのためには、まず、精製された油をできる限り減らすことです。その理由は、精製油の製造過程を知れば理解できると思います。

なたね油や大豆油、トウモロコシ油などを、搾油あるいは溶剤抽出した後に、濃い色や臭い、浮遊物を除くといった精製過程を経て透明な油にしたものが精製油です。しかし、

その過程で、もともと食材にあった栄養素も取り除かれてしまいます。また、精製過程で高熱が加わると、体に悪いとされるトランス脂肪酸ができる可能性も高まるのです。

一方、オリーブ油やゴマ油は、それらが本来持っている独特の臭いや色が好まれ、素材の油糧も多いため、圧搾後、浮遊物を除去する程度でその後の精製を行わない、半精製のものが多いようです。エキストラバージンオリーブオイルや焙煎ゴマ油がその代表で、もとの食材の栄養素が残っている油といえるのです。

これらの油ならいいというわけではありませんが、エイジングスパイラルからの脱出を考えるなら少しでも栄養素を摂り入れることが望ましいでしょう。

また、ゴマや大豆、アボカドやアーモンドやナッツなどの食材、あるいは肉や魚に含まれる油を食材ごと摂ることは、リグナンや自然のビタミンEなどの栄養素を多く含むため、高カロリーにならない限りいい摂り方だと考えます。

体に良いとされる脂でも、高カロリーにならないように注意

体に良いとされる脂でも、高カロリーにならないように抑えることが重要です。

精製された植物油を使った揚げ物などは、トランス脂肪酸も多くなるため極力避けたい食品です。精製された油は純粋な油のみになっているため、栄養素よりもカロリー過多です。精製油の摂取量が多く、それに見合った栄養素の補給がなければエイジングスパイラルは進行する方向に向かうに違いありません。

ほかの種類の脂についても、少しお話ししておきます。

たとえば、体に良いとされているオメガ3脂肪酸を多く含む、エゴマ油や亜麻仁油を摂ることが、エイジングスパイラル脱出のためにベストな選択かどうかは、まだよくわかりません。しかし、アルツハイマー病の予防をターゲットにするなら、ぜひ取り入れてほしいと思います。カロリーを考えて摂取量を加減しながら、できれば、魚からもDHAやEPAといったオメガ3を摂ることをお勧めします。

ベストな食事とは？

さて、アンチエイジングのためにベストな食事はどのようなものでしょうか。ここまでお話ししてきたことを思い出しながら考えていきましょう。

もちろん、低糖質、低脂肪、高栄養素が基本になることは言うまでもありません。でも、これでは体力的にちょっと厳しそうな気がしますよね。

そこで、細胞内低糖質を意識して、インスリン分泌を促さない糖質を摂るように心がけるといいでしょう。そのためには、精製された糖はできる限り排除することです。そして、低GI食品を中心に摂取することが望ましいです。

野菜を積極的に摂ることも大切です。まずは、フードピラミッドの野菜からしっかり摂りましょう。そこに含まれない野菜であっても、野菜には、それなりのファイトケミカルが含まれています。ですから、高栄養素のためには、カロリー過多にならない程度に、たくさん摂取した方がいいと思います。

脂肪については、栄養素が少ない精製油はできるだけ避けるべきです。体の新陳代謝に必要な程度の量に抑えるようにしましょう。一般に健康的とされる体脂肪率は、男性は10〜19％、女性は20〜29％です。それを目安に、増え過ぎないようにすることが肝心です。体脂肪率が増えるのは、脂肪がたまり過ぎていることを意味し、結局は動脈硬化を引き起こします。また、油は高温になるとトランス脂肪酸を生成する可能性があるため、揚げ物は少量に留めて、炒め物も油は少量とすることをお勧めします。

魚や肉からの脂肪やタンパク質の摂取は、栄養素が多く含まれるため、カロリーが多くならなければ問題ありません。できれば、肉はなるべく脂の少ない赤身を選んだ方がいいでしょう。

以上のことを踏まえながら、ベストなアンチエイジング食を考えると、やはり、日本食にたどり着くかもしれません。

私のお勧めは、野菜たっぷりで魚や豆腐、キノコが入っている鍋料理です。糖質の摂り過ぎに注意したいので、ご飯は軽く一膳にしておくといいです。モズクの酢のものや海藻類の入った味噌汁などを付け加えればベストな食事に近づくのではないでしょうか。

このような料理がなぜいいのか、もう皆さんはおわかりですよね。少しだけ補足しておきます。野菜や魚はすでにお話しした通りですが、豆腐はフードピラミッドの上位にある大豆製品ですから、ぜひ摂りたい食品です。また、キノコや海藻類には食物繊維が多く低カロリーで、GI値の低い食材です。

ファイトケミカルサプリで細胞の活動や機能を高める

～フードピラミッドの食材に含まれるファイトケミカルを率先して摂る

ファイトケミカルのサプリメントがエイジングスパイラルを打破する

五章でお話ししたように、低カロリー食は、エイジングスパイラルを食い止める方向に働くこともあれば、細胞の機能活動の低下へと導くエイジングスパイラルの加速装置になることもあります。このように相反する問題を持つので、低カロリー食単独でエイジングスパイラルから抜け出すことは、とても難しいです。

しかし現代は、50年前には想像もできないくらい多くのファイトケミカルのサプリメントがあります。そして、うれしいことに、サプリメントにはカロリーがほとんどありません。ですから、サプリメントを摂ることは、この難しい問題を解決する、唯一の手段になる可能性があるのです。堅固なエイジングスパイラルを打破することができる強力な武器といえます。

サプリメントを栄養補助食品と言ってしまうと、その本質を見失ってしまうように思います。サプリメントは、足りない栄養を補うためではなく、細胞の機能活動を高め、エイジングスパイラルから脱出できる、まさに成長戦略として摂取するのです。サプリメントなくしてアンチエイジングすることは不可能だと断言しても構いません。

そんな思いもあり、私は患者さんに強くサプリメントを勧めているのですが、皆さんが持っているサプリメントのイメージを変え、摂取することの意味を十分に伝えるのは、なかなか難しいものです。

ミトコンドリアを鍛えるためにファイトケミカルが役立つ

食事であろうとサプリメントであろうと、ファイトケミカルを摂ることはミトコンドリアを鍛えるためには、とても大切なことです。

さて、どんなファイトケミカルを摂ればいいのでしょうか。一つのヒントが、先ほどお話ししたフードピラミッドの食材に含まれるファイトケミカルです。

頂点に君臨するニンニクにはアリシンが多く含まれています。アリシンはビタミンB群の吸収や機能を高める役割を果たします。ビタミンB群はミトコンドリア内TCA回路を潤滑に動かすために不可欠な成分です。フードピラミッド頂点は、やはりミトコンドリアに関連する食材なのです。

そのほかにも、タマネギや玄米、全粒小麦、アブラナ科のブロッコリーなどにも、ビタミンB群関連のファイトケミカルが多く含まれており、フードピラミッドが、いかにミトコンドリアの機能向上に関連しているかがわかります。

次に多いのが抗酸化のファイトケミカルです。カンゾウ（※30）に含まれるグリチルリチン、ニンジンのβカロテン、茶のカテキン、トマトのリコピン、ナスのアントシアニン、ブロッコリーのルテイン、カリフラワーのビタミンCなど、さまざまな抗酸化ファイトケミカルがフードピラミッド上位の食材に含まれています。

活性酸素の90％以上がミトコンドリアで作られることを考えると、これらの抗酸化系のファイトケミカルは、ミトコンドリアの減少に歯止めとして働くことは間違いありません。

大豆に含まれる大豆イソフラボンや、亜麻の種子やゴマに含まれるリグナンも、ポリフェノールの一つですが、女性ホルモンに似た働きをすることで低下した活動・機能向上に貢献します。タマネギに含まれるケルセチン、ピーマンのビタミンPなどは血管の機能向上に欠かせないファイトケミカルです。

※30　カンゾウ（甘草）…マメ科の多年性植物で、約70％の漢方薬に含まれる生薬。天然甘味料としても用いられる。

サプリメントは薬ではない

ここで確認しておかなければならないことは、サプリメントは食品に分類され、決して薬ではないということです。つまり、医薬品のように病気を治すことが役割ではないのです。なかには薬からサプリメントになったＣｏＱ10（コエンザイムＱ10）のようなものがありますが、それはあくまで例外で、ほとんどのサプリメントは、いわゆる健康食品です。薬のような形状をしていても、あくまでも食品なのです。

サプリメントを含む食品の役割は、健康な体を作ることです。病気にならない健康な体を作ること、未病こそがサプリメントの目的だと言ってもいいかもしれません。サプリメントの目的は、モグラたたきの老化の台の上昇速度を和らげること、つまり、アンチエイジングが真の目的であると考えています。

病気を治すには薬に頼り、アンチエイジングにはサプリメントに頼れ！

しかし、一般的には、膝が痛いからコンドロイチンやグルコサミン、目が悪いからブルーベリー、たるみ改善にコラーゲンというように、薬に近い感覚でサプリを摂ることが多いようです。疾患単位でサプリ選びを捉え、現代医療や薬と同じことをしようとしているのです。つまり、モグラたたきの穴から出てきた疾患のモグラを、サプリメントで叩こうとしているようなものです。

病気を治療することに関しては、現代医療よりも明らかに劣るサプリメントで、モグラの頭を叩くことは無駄ではありませんが、労多くして成果は小さいと言わざるを得ません。

サプリメントにはサプリメントの役割があります。モグラたたきの老化の台の上昇速度を緩やかにすることなら、決して現代医療に劣ることはありません。「病気を治すためには現代医療に頼り、アンチエイジングにはサプリメントに頼れ！」が正解です。

個人的な話で恐縮ですが、私はミトコンドリアを活性化させるというコンセプトのもと、フードピラミッドに基づく理想的なサプリメントを監修してきました。私はいたって健康ですが、これには自身が手がけたサプリメントを毎日6種類も欠かさず摂取していることも関係していると思っています。これらのサプリメントに配合されるファイトケミカルやエキス、ビタミン類は30種類にも及ぶのです。

サプリメントで機能や活動を高めることができれば、健康を維持することができるだけでなく、エイジングスパイラルからの脱出が可能になると信じて摂り続けています。

有酸素運動こそが、エイジングスパイラルからの脱出を可能にする

アンチエイジングにとって理想的な運動を考えるには、当然、老化の仕組みを知らなければ始まりません。ここまでの章で、老化とはエネルギーのゆっくりとした低下によって引き起こされ、そのエネルギーの低下は、大きなエネルギーを作り出すミトコンドリアの減少が原因だとお話ししてきました。

ミトコンドリアを鍛えることでミトコンドリアの減少を食い止め、大きなエネルギーを作り出すことができるなら、老化の進行を遅らせること、すなわち、モグラたたきの老化の台の上昇速度を緩めることができるのです。

そして実際、ミトコンドリアは鍛えることが可能なのです。ミトコンドリアを鍛える方法には、カロリー制限と有酸素運動が有効であることは、酵母菌の実験からも明らかです。

ですから、アンチエイジングにとって理想的な運動は、有酸素運動であると断言しても構

いません。

しかし、有酸素運動が活性酸素を発生させた結果、かえってミトコンドリアの減少につながることも完全には否定できません。さらには、狭心症のように血流障害がすでにある場合などは、たとえ有酸素運動といえども、血流障害が生じミトコンドリアの減少を引き起こすことは十分考えられます。

でも、あきらめることはありません。それぞれの方の体調に応じた最適の運動が、必ずあるはずです。ここでは、アンチエイジングに良いと考えられるいくつかの有酸素運動を紹介しますから、自分にとってベストな運動を見つけてみてください。

有酸素運動が得意なインナーマッスルを鍛える
～ヨガや太極拳はもちろん、姿勢を保つだけでもインナーマッスルは鍛えられる

インナーマッスルとは？

有酸素運動が得意な筋肉の代表が心臓だということは、すでにお話ししましたね。でも、有酸素運動が得意なのは心臓だけではないのです。心臓ほどではありませんが、有酸素運動が得意な筋肉があります。それは背骨を支える筋肉、いわゆるインナーマッスルといわれる筋肉です。

インナーマッスルという言葉は聞いたことがあるけど、実際にはどこなのかピンとこないという方もいらっしゃると思いますので、少し説明していきます。

背骨は、椎骨と呼ばれる骨がいくつもつながった構造をしていて、横から見るとS字に曲がっています。飛んだり跳ねたりしたときの衝撃を、頭に直接伝えないようにしている

のです。いくつもの椎骨を結び付けて動かないようにしているのが、背筋、腰背筋などのインナーマッスルといわれる筋肉です。このインナーマッスルこそ、姿勢を維持している筋肉なのです。

インナーマッスルは、持続力がある筋肉です。もし、腕の筋肉のように瞬発力の筋肉でできていたら、すぐに疲れてしまって姿勢が維持できなくなるからです。姿勢が維持できなかったら大変なことです。いつもダラダラした感じになるだけならまだいいですが、それが続くと背骨が曲がってしまいかねません。骨粗鬆症で腰や胸部が曲がるのは、骨が弱っていることもありますが、ほとんどは、インナーマッスルである腰背筋の筋力低下が原因です。

ヨガや太極拳でインナーマッスルのミトコンドリアを鍛える

インナーマッスルを鍛えるには、どのような運動がいいのでしょうか。

まず、一番に挙げられるのはヨガです。ヨガはポーズと呼吸法から成り立っています。いくつものポーズがありますが、腹式呼吸をはじめとした独特の呼吸法で呼吸を深めながら、一定のポーズを保つのが基本です。

ヨガの呼吸法は、酸素を多く取り入れる呼吸法です。そして、一定のポーズを保つ、すなわち姿勢を維持するために使われるのは、持続力のあるインナーマッスルです。ですから、たくさんの酸素を取り入れて、インナーマッスルのミトコンドリアを鍛えていることになるのです。このように、有酸素運動でミトコンドリアを鍛えることができるヨガは、エイジングスパイラルから脱出するために、最適の運動といえるでしょう。

太極拳もまた、同じような効果が期待できる運動です。太極拳は膝を曲げた姿勢を維持しながら、呼吸とともにゆったりとしたリズムで体を動かしていきます。姿勢を維持することや深く呼吸して酸素を取り込むことは、ヨガと共通しているのです。

じっとしているだけでも運動だ!

なにも動かなくても運動はできます。そう言うと、なんだか不思議な感じがするかもしれませんが、体を動かすことだけが運動ではありません。

たとえば、背筋を伸ばして立っているだけでも、姿勢を維持する筋肉は、絶えず収縮していなければなりません。もちろん、座っていても、お腹を引っ込め背筋を伸ばせば同じことです。ですから、体を動かさなくても、筋肉を収縮させるという、立派な運動をしているのです。

その姿勢を持続すればするほど、大きなエネルギーが必要になり、おそらく30分以上維持すれば、ミトコンドリアを活動させる有酸素運動が不可欠となるのです。

座っていてもできるミトコンドリアトレーニング

ヨガの最も基本的なポーズは、お腹を引っ込めて背筋を伸ばした座禅のようなポーズです。このポーズでは、インナーマッスルを緊張させ、ゆっくりとした腹式呼吸で酸素をミトコンドリアに送っていますから、立派な有酸素運動といえます。

もっと動きのある運動に比べると、たしかに酸素の必要度は低いかもしれません。しかし、もともと有酸素運動の得意なインナーマッスルであれば、十分ミトコンドリアを鍛えることができるのではないか、少なくとも活性酸素の発生は少なくて済み、ミトコンドリアの減少を最小限に食い止めることができるのではないかと考えています。

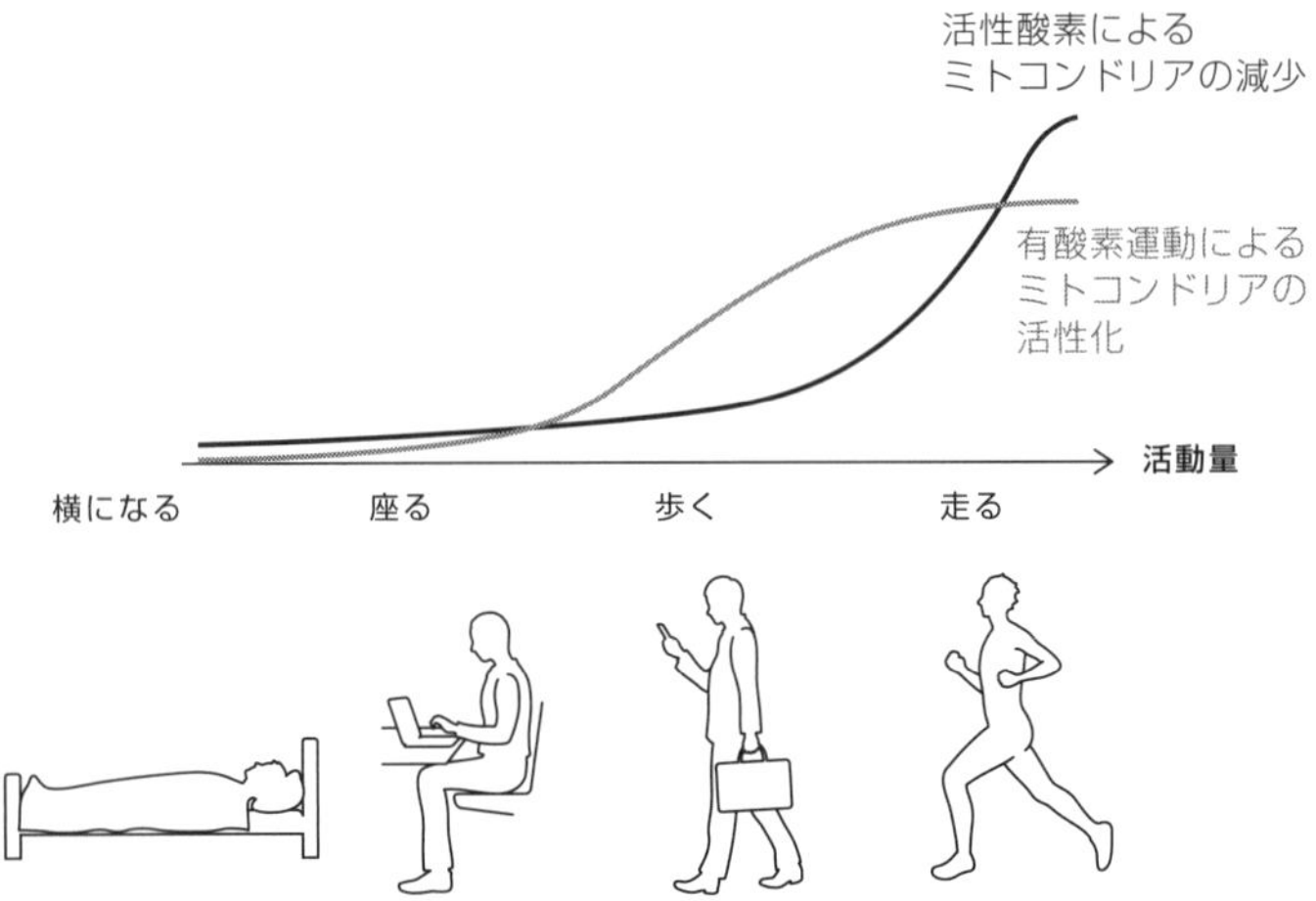

図18

瞑想では気を取り入れるという言葉がありますが、ミトコンドリアが働いて大きなエネルギーがみなぎっている状態を表しているのかもしれません。

私は、図18に示したように、「有酸素運動によるミトコンドリアの活性化＞活性酸素によるミトコンドリアの減少」となる運動を行うことが、エイジングスパイラルからの脱出の鍵になると考えています。ミトコンドリアを鍛える力が活性酸素の発生量を上回れば、ミトコンドリア新生が可能になるからです。

私は開業医をしているため、ほぼ座って仕事をしている時間が1日6時間ほどありますが、できる限り姿勢を良くして、お腹を引っ込めて診療することを心がけています。またその方が頭もさえて仕事がはかどります。

息切れが長く続く運動は老化への道
～疲れない程度の水泳やサイクリング、ジョギング、ウォーキングがいい

心臓の筋肉はミトコンドリア系で有酸素運動を行っている

心臓は休むことなく一生動き続けることができます。この驚異の持続力の源は、心筋内にある豊富なミトコンドリアにあることは、すでにお話ししてきました。ミトコンドリアが作り出す膨大な量のＡＴＰのおかげで心筋は収縮し続けるのです。

しかし、こんなにずっと収縮し続けているにもかかわらず、心筋細胞はそれほどに肥大することはありません。それはなぜなのでしょうか。

その理由は、度々お話ししたように、心筋細胞は有酸素運動が得意だからです。

さらに説明を加えると、無酸素運動でエネルギー生産が解糖系中心になると、そこで何とか大きなエネルギーを作ろうと、解糖の場、つまり細胞質を広げることでエネルギーの増産に対処します。その結果、筋肉は太くなるのです。スポーツ選手や筋トレを重ねた人の筋肉が大きくなるのはそのためです。

つまり、心筋細胞が一生運動し続けてもそれほど肥大しないということは、解糖系ではなく、みごとにミトコンドリア系で有酸素運動を行っている証しなのです。

心臓に見習う運動その1、疲れないのが一つの目安

無酸素運動を行うと解糖系が主に働きますから、そこで乳酸が作られ、疲れを感じます。ところが、心筋細胞はミトコンドリア系の有酸素運動を行っており、解糖系からのエネルギーはほとんど作られていません。つまり、心臓では乳酸が作られず、痙攣することも疲れることもないのです。

アンチエイジングのための運動療法も、ここにヒントがあると考えています。疲れずに

運動を続けることが、心臓に近づくことができる最高の運動方法なのです。

運動といえば、どうしても力一杯行う意識がありますが、疲れない程度に、少なくとも30分程度は持続できる強さの運動が望ましいと考えられます。運動をした後に倒れ込んでしまうほどの運動は、アンチエイジングにとっては良いとはいえないのです。ですから、ゆっくりと泳ぎ続ける、平たんな道でのサイクリングなどが効果的といえるでしょう。ウォーキングやジョギングについては後ほどまた、詳しくお話ししますが、これも疲れないで長く続けることができる運動としてお勧めします。

しかし、私は無酸素運動を否定しているわけではありません。ミトコンドリアは無酸素で行う解糖系の延長線上にあるわけですから、完全に切り離すことはできません。無酸素運動であってもほんの数秒間の運動の繰り返しであれば、乳酸もたまらず、ミトコンドリアが活性化されるに違いありません。

筋肉を太くするのではなく、持続力のある筋肉を作ることが大切だと考えています。

収縮と弛緩、これが極意だ！

ひとときも休むことなく動き続けなければならない心臓は、膨大なエネルギーを生産しています。そのエネルギーで、心筋は心筋の仕事、つまり、収縮して血液を全身に送り込む役割を果たしているのです。

そのために、心臓には冠動脈という、心臓の筋肉に栄養と酸素を送り込む血管がありま す。狭心症や心筋梗塞といった病気は、この冠動脈が細くなって血流が途切れたり、詰まったりすることによって起こります。血液循環が悪くなって酸素やブドウ糖が心筋細胞に供給できなければ、いくら心筋細胞のミトコンドリアが豊富にあろうと、ミトコンドリアはすぐに死滅してしまい、続いて心筋細胞の死滅へとつながってしまいます。

心筋細胞は筋肉細胞ですから、収縮と弛緩の二つの動きしかできません。この単純な動きの中に、血液を供給し続ける仕組みが備わっています。心臓全体では、収縮時に血液が送り出され、弛緩時には血液が蓄えられます。一つ一つの心筋細胞においても、収縮と弛緩を繰り返すことが、心筋細胞自身に栄養や酸素を送り込む、最も単純で最も優れた方法なのです。

そして、この極意は心筋細胞にとどまらず、すべての細胞に当てはまるはずです。つまり、ミトコンドリアに栄養と酸素を送り込む血液循環を良くするためには、筋肉細胞の収縮と弛緩がいいのです。それが細胞の酸素濃度を高め、ミトコンドリアが新生されるためにベストの方法だといえるでしょう。

心臓に見習う運動その2、収縮と弛緩を長時間継続できる運動

それでは、具体的にはどんな運動が良いのでしょうか。

柔軟体操やストレッチは、収縮と弛緩を繰り返す点においては合致する運動です。さらに言えば、単純に歩き続ける、泳ぎ続けるなど、筋肉の収縮と弛緩を長時間継続できる運動がベストではないでしょうか。

私は、足首を伸ばしたり曲げたりを繰り返す、いわゆる足首パタパタ運動を患者さんに勧めています。その動作によって、足のふくらはぎの筋肉が収縮弛緩を繰り返すことができます。テレビを見ながら30分でも1時間でも続けられる運動です。

ふくらはぎは第二の心臓と言われ、収縮弛緩を繰り返すことで、全身の血液循環が良く

なります。若いときは、心臓の力と血管の弾力だけで血液循環を維持できますが、老化とともに心臓の収縮力は衰え、血管の弾力もなくなります。第二の心臓と言われるふくらはぎの動力の力を借りなければ、全身に血液を勢いよく循環させることはできなくなります。ふくらはぎの筋肉を鍛える意味でも、ぜひこの運動は皆さんにもお勧めしたいと思います。

鳥に見習う運動法

～肩甲骨間の筋肉を鍛える鳥の羽ばたき運動は歩いているときでもできる

鳥はほかの脊椎動物に比べてミトコンドリアが多い

鳥には、ほかの脊椎動物に比べて、たくさんのミトコンドリアがあります。鳥が長寿であることも空を飛ぶことができるのも、すべてはミトコンドリアのなせる技に違いありません。空を飛ぶためには、それは膨大なエネルギーが不可欠です。解糖系で作られる小さなエネルギーではとても間に合いません。ミトコンドリアをフル活動で働かせて、大きなエネルギーを得ることが必要なのです。

それでは、鳥のミトコンドリアは、どこからエネルギーのもとになる材料、つまり、ブドウ糖を手に入れるのでしょうか。通常は食事からのブドウ糖なのですが、自然界ではいつも餌が豊富にあるわけはなく、まして長距離を飛び続ける渡り鳥にいたっては、食事からのブドウ糖だけでは心もとありません。飛んでいる間にエネルギーが枯渇しないように予備のエネルギー源が必要になります。エネルギーが枯渇してしまえば即、死につながってしまうのです。

予備のエネルギー源としては、グリコーゲンを思い浮かべますが、グリコーゲンのブドウ糖は30分程度の運動で消費されてしまいます。細胞質の中には、そんなに蓄えておくスペースがないからです。鳥には、もっと大量にエネルギー源の貯蔵が求められるはずです。それはどこだと思いますか。そうです、脂肪です。

食事から摂取するブドウ糖が少なくなると、体の脂肪が分解され栄養源になります。体の脂肪は、脂肪酸となりミトコンドリア内に運ばれ、エネルギーに変換されるのです。脂肪は、いざというときの栄養の貯蔵庫であることは間違いのない事実です。

でも、貯蔵庫が大きすぎると、体重が増えて移動するときの障害になります。鳥なら、飛ぶこと自体に支障になるかもしれません。人間も同じで体脂肪の増えすぎが良くないことは、すでにお話ししましたね。

鳥が脂肪をいざというときのミトコンドリアのエネルギー源としているように、私たちにとっても、脂肪を燃焼させることは、ダイエットだけでなくアンチエイジングにつながることは間違いないと思います。

鳥の羽ばたき運動で褐色脂肪細胞を燃やせ

褐色脂肪細胞の本質は、まだよくわかっていませんが、他の脂肪細胞（白色脂肪細胞）との違いは、鉄を含んだミトコンドリアが多く存在することです。そのため、褐色の色調に見えるといわれています。褐色細胞は、運動によって周りの白色脂肪細胞から分解された脂肪酸を取り込んで、効率よく熱に変換し、大量の熱を生産すると考えられています。

褐色脂肪細胞が多い部位は肩甲骨の間の背中や心臓周囲、腎臓周囲、そして脇のあたりです。このことから私は、褐色脂肪細胞には、心臓や腎臓などの重要な臓器を温めることにより、血流を良くする目的もあるのではないかと考えています。また、背中や脇は心臓から全身に向かう太い血管があるところです。この太い血管を温めると、効率よく全身の体温を上げることができ、全身の血液循環を改善します。

効率よく血液循環を良くするという意味では、褐色脂肪細胞付近の有酸素運動は最高のアンチエイジングになるのではないでしょうか。

肩甲骨間の背中や脇は、鳥でいえば羽の付け根の付近で、盛んに動かし続ける部位です。どんな運動でもかまいませんから、とにかく肩甲骨間の筋肉を鍛えることが、有効だと思います。

ウエイトトレーニングや懸垂による筋トレも、肩甲骨間背筋を鍛えますが、無酸素運動になってしまうので、アンチエイジングの視点からは、あまりお勧めできません。小さな筋力でも繰り返しできる方法が望ましいのです。

立位で行うなめ腕立て伏せであれば、かなりの回数続けることができます。また、ウォーキング時に腕を大きく振ることでも、背筋を鍛えられます。水泳は肩甲骨間を大きく動かしますから、ゆっくり長時間泳げば、ベストな運動といえるでしょう。

私は通勤時に一つ先の駅まで歩いていますが、腕を大きく振ることは少し恥ずかしいので、後ろのほうへ強く振るように心がけています。

鳥のように羽ばたくような動作が最も望ましいのかもしれませんが、私のように恥ずかしく感じる方は、どんな形でも構わないので、とにかく肩甲骨間背筋を意識して運動するように工夫してみてください。

渡り鳥に見習う運動法、上昇気流を捕えて優雅に飛べ！

一般的にアンチエイジングに良い有酸素運動と言えば、ジョギングやウォーキングではないでしょうか。

ミトコンドリアは、酸素を必要とする状況で鍛えられ、増加することができます。少し負荷がかかる程度の運動が、ミトコンドリア新生をもたらします。負荷が大きすぎると、エイジングスパイラルの悪循環が形成され老化を進めてしまうことは、すでにお話ししましたね。バランスを保ちながら、ミトコンドリアを鍛えていくことが大切なのです。

ですから、ジョギングがいいのか、ウォーキングがいいのかは、その人のエイジングスパイラルが、今どのようなバランスであるかによって変わってくると思います。そこで私は、ジョギングとウォーキングを繰り返す有酸素運動を勧めています。ジョギングをしても「しんどい」と感じなければジョギングを続け、「しんどい」と感じればウォーキングに切り替える、また楽になってくれば再びジョギングという具合です。

長寿の代表である鳥類、なかでも何千キロも飛び続ける渡り鳥の秘密は、ミトコンドリアにあるとお話ししましたが、その渡り鳥の飛び方も参考になると思います。

渡り鳥は上昇気流を探し、上昇気流を捉えると、風に乗り優雅に上昇します。ある程度高度が得られると、今度は加速を付けるために羽ばたきます。いつまでも羽ばたくと、さすがの鳥でも疲れるため、羽ばたき運動を止めて滑空に移ります。

上昇気流がないときには向かい風と追い風を利用して、向かい風のときに上昇し、反転して追い風を利用して羽ばたき運動して加速を付けます。そして再び、滑空し飛行距離を稼ぐのです。

まるで、ジョギングとウォーキングを繰り返しているかのようではありませんか。サイクリングで、ペダルを回転させるときと、ペダルをこがずに空回りさせるときにも似ています。

マグロに見習う運動法

～腹式呼吸で酸素をたくさん取り入れて運動する

マグロは効率よく酸素を取り入れている

マグロは、大海をハイスピードで24時間泳ぎ続けることができます。みごとなまでの持久力です。こんな並はずれた持久力も、やはり、マグロの筋肉細胞にミトコンドリアが豊富にあるからなのです。

しかし、いくらミトコンドリアが豊富にあっても、酸素が運ばれてこなければミトコンドリアは正常に機能しません。ところがマグロは、いつでもミトコンドリアに酸素を送り込めるように、ミオグロビンに酸素を貯蔵しているのです。マグロの赤身の赤い色は酸素を含んだミオグロビンの色です。

マグロを含む魚類は、口から海水を取り入れて、エラの鰓葉《さいよう》という器官から、海水に溶け出している酸素を取り入れます。空気中の酸素の濃度は約21％ですが、海水の溶けている酸素濃度は0・005％程度しかありません。長時間泳ぎ続ける魚の鰓葉は、体重当たりの鰓葉の重量が大きく、非常に効率よく酸素を取り入れることができることがわかっています。

マグロに見習う運動法、酸素を取り込め！

そして、ここにアンチエイジングに良い運動のヒントがあります。もちろん、ヒトにはマグロのような鰓葉はありませんが、できる限り酸素を取り入れる工夫が必要です。その一つが、いわゆる腹式呼吸です。肺は肋骨で囲まれているために胸式呼吸では大きく広げることができませんが、腹式呼吸では、肺を肋骨のない下方向に大きく広げることができます。

ヨガや太極拳が腹式呼吸を強調しているのも、結局は多くの酸素を取り入れることが目的なのです。もちろん、これらの運動は有酸素運動に分類されています。

私は臨床の場で、患者さんに酸素飽和度を測定する機会が多いのですが、SpO2（血中酸素飽和度）が低く出るときでも、腹式呼吸を少し続けることで、正常値に戻る方が多いと実感しています。重力の関係で肺の下部は圧迫され、普通の胸式呼吸だけでは十分広がらないからだと思われます。

酸素を多く取り入れるという点からみれば、とにかく呼吸を止めないで運動を続けることが大切です。たとえば、全力で走っているときにも、息を止めない方が良いのです。

では、どのくらいなら息を止めてもいいのでしょうか。

無酸素運動で筋肉を太くする方法は、息を止めて7～10秒間ほど精一杯の力を入れる運動を何回も繰り返すことです。力いっぱいですから、すぐに乳酸が溜まり、筋肉はだるく疲労を感じます。スプリンターもまた、１００ｍ走では約10秒間呼吸を止めています。競技スポーツとアンチエイジングに良い運動は根本的に違うようです。

アンチエイジングの観点からは、高負荷のトレーニングはなるべく息を止めないことを心がけるべきです。

無酸素運動の筋トレを考える

～膝や腰の周りを鍛えることはアンチエイジングには必須

無酸素運動でも、膝や腰のまわりの筋肉は鍛えた方がいい

私は以前から、解糖系を鍛えるウエイトリフティング的な筋力トレーニングよりも、歩行や軽いジョギングのようなミトコンドリアを鍛える有酸素運動の方が、長寿に適していることを強調してきました。けれども、たとえ無酸素運動であったとしても、行った方が良い運動はあると思っています。

年を取ると、膝や腰に痛みを感じる方が非常に多くなります。整形外科に通院している高齢者が多いのも、その現れでしょう。スポーツで痛めることは除外すると、膝を痛める原因の多くが、軟骨の摩耗によって起こる変形性膝関節症という病気です。腰が痛くなるのも変形性腰椎症がかなりの割合を占めます。

これらの疾患は、人間が直立歩行をすることによって引き起こされた宿命のようなものです。立って歩くことによって、直接、大腿骨と下腿骨に大きな圧がかかってしまいます。若いうちは膝周囲の筋肉が丈夫なため、筋肉で膝関節を支えることができます。しかし、ここの筋肉が衰えてしまうと、大腿骨と下腿骨には直接圧が加わり、間にある軟骨がすり

減って痛みが出てきます。ひどくなれば、通常の歩行さえままならなくなってしまいます。歩行ができなくなると急激に筋力は衰え、有酸素運動どころではありません。

ですから、膝の周囲の筋肉を鍛えることは、それがたとえ無酸素運動であってもアンチエイジングに大きく貢献するに違いありません。腰椎についても同じです。

スクワットや腹筋の側部を鍛える運動がお勧め

では、どのような運動をするのが良いのでしょうか。

膝の周囲からみていきましょう。

膝周りの筋肉の一つである大腿筋は、無酸素運動を得意とする筋肉と有酸素運動を得意とする筋肉がバランスよく備わった筋肉です。また、膝の関節は瞬発力を要するときや姿勢を維持するときにも、当たり前のように使われるわけですから、関節にかかる負荷をできるだけ和らげるためにも、無酸素運動と有酸素運動でバランスよく鍛えることが大切です。

そのための運動としては、スクワットが適しています。スクワットは、飛んだり跳ねたりしない分、膝に負担をかけずに、大腿筋を含む膝周囲の筋肉を鍛えることができるからです。スクワットをする際は、膝からではなく、股関節から動くことを意識します。イスに腰かけるようなイメージで、お尻を後ろへ突き出すようにすると良いでしょう。

腰についてはどうでしょうか。

腰の筋肉を鍛えることは、腹筋を含む側腹部を鍛えることです。背骨は体の真ん中にあるのではなく、背中寄りに位置するので、背骨一本で体を支えるより腹部の筋肉の壁で体を支えるほうが腰椎への負担が軽くなるからです。

ですから、腹筋運動にねじりを加えて、側部の腹筋も同時に鍛えることをお勧めします。

内臓のミトコンドリアを鍛える有酸素運動

～ストレッチや足首パタパタ運動で血流を良くする

有酸素運動は内臓にも必要！

有酸素運動というと、どうしても筋肉を中心に考えてしまいます。けれども、アンチエイジングを考えるとき、すべての臓器のミトコンドリアを鍛える有酸素活動が必要になります。

有酸素活動とは、酸素をエネルギー源とする活動のことで、結局はその臓器に運ばれてくる酸素の量で決まります。つまり、内臓のミトコンドリアを鍛えるためには、内臓の血液循環がよくなる運動が必要になるのです。

適度な運動は、収縮した筋肉が動力となって血液を循環させるため、内臓の血液循環も良くなると考えられます。しかし、あまり運動強度が高まると、筋肉に大量の血液が必要となるため内臓への血流が減少し、機能や活動が衰えてしまうので注意が必要です。

時間をかけたストレッチ、足首パタパタ運動がお勧め

腎臓の機能や活動が衰えた透析患者は、運動を避けた方がよいというのが通説でした。ところが最近では、透析中にベッド上でできる運動が勧められたりもしています。血流を良くする有酸素運動が見直されているのです。

内臓のミトコンドリアを鍛えるために、適度な有酸素運動が求められているといえるのではないでしょうか。

私のお勧めは、あおむけになって足を少し上げ足首をパタパタ動かす運動や、時間をかけたストレッチ体操です。このような血流を増やす運動が、ミトコンドリアを鍛える運動なのです。

本章のまとめ

アンチエイジングに良い食事は低糖質、低脂質、高栄養素です。なるべく精製糖を避け、低GI食品を中心に摂取すると良いです。野菜を積極的に摂り、なかでもファイトケミカルが豊富な野菜を率先して摂りましょう。精製油をなるべく避け、揚げ物などは控えめにします。また、細胞の機能活動を高めるファイトケミカルのサプリメントをぜひ摂るようにしてください。積極的にミトコンドリアを鍛えるためにも、朝食を抜いて長時間の空腹の時間を作ることも効果的だと考えています。

理想的な運動は有酸素運動で、ヨガや太極拳などが特に適しています。水泳やジョギング、ウォーキングも良いですが、疲れるような運動は老化を進めてしまうので体力に合わせて行うようにします。背骨を支えるインナーマッスルを鍛えるのも効果的で、意識的に背筋を伸ばし姿勢を保つだけでも鍛えることができます。膝や腰の周囲の筋肉の衰えは急速な老化につながりますから、たとえ無酸素運動でも、ここを鍛えることをお勧めします。

おわりに

年をとると体が変化して、次から次へと気になる症状が出てきます。本当に嫌になってしまいますね。年だから仕方ないとあきらめるしかないのでしょうか。そういう方も多いかもしれません。

一方、何らかのアンチエイジングで抗っている方も多いことでしょう。ですが、世の中には情報があふれ、本当に多くのアンチエイジングの方法がありますし、真逆のエビデンスさえ存在していますから、結局何を実践したらいいのかわからなくなってしまっているのではありませんか。年だから仕方ないと思っている方も、実はアンチエイジングは効果がないという情報だけを受け入れて、何もしていないだけなのかもしれません。

これらはすべて、なぜ老化が起こるのか、なぜ老化は進むのかという本質的なことがよくわからないからではないでしょうか。

私は一介の開業医であり、当初、老化の本質を考えようなどとは夢にも思いませんでした。しかし、炭酸パックという化粧品を発明したことから、炭酸ガスと私たちの体の関係に興味を持ち、それをヒントに老化の仕組みを構築できたと思っています。老化スパイラルという詳細な老化の仕組みを構築できたことで、これまで健康に良いとされてきた食事やサプリメントや運動がなぜ良いのか、真逆のエビデンスさえも含めて、明確に説明することができたと思っています。

そこで皆さんに質問です。以下に示すようなものがなぜ健康長寿に良いとされるのか、たった一つの理論で説明できるでしょうか?

・菜食中心の低炭水化物ダイエット
・16時間ダイエット
・血液循環がいい
・体温が高い
・適度なカロリー制限
・ジョギングやヨガ、太極拳などの有酸素運動
・ＢＭＩが少し高い
・コレステロールがやや高い

おそらく、ほとんどの方が、「そんなのわかるはずはない」と早々に答えることを放棄してしまうでしょう。ここに挙げた条件は、一見、何ら関連性がないように見えますから、当然と言えば当然です。

けれども、私が本書で提案したエイジングスパイラル理論を理解していただいた読者にとっては、それは難しいことではないはずです。この理論ですべてが説明できるからです。すなわち、この理論こそ、健康長寿を考えるうえでの最上位概念であると自負しています。

つまり、この理論によって、老化を抑制する方法が導き出せるのです。アンチエイジングのために有効な道筋が、はっきりと浮かび上がってきたといえるでしょう。

アンチエイジングは継続しなければ効果を発揮することは困難です。しかし、理論が首尾一貫していなければ、多くの情報や誘惑に惑わされ、継続はおぼつかないものになってしまいます。すでにカロリー制限をされている方もジョギングをされている方も、これから新たな健康方法を取り入れようとしている方も、ぜひそれを継続するモチベーションを高めることに本書を利用していただきたいと願っております。

最後になりますが、本書は最初、「老化の仕組み」と「癌の仕組み」と「アルツハイマー病の仕組み」の3部構成で執筆していましたが、わかりやすく伝えるために「癌の仕